U0381111

何以ICU

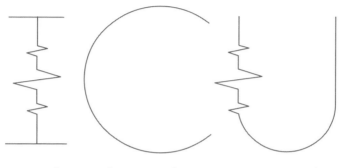

医生有话说

杨广
主编

邓霭静 李 健 欧阳红莲
副主编

SPM
南方传媒

广东人民出版社

·广州·

图书在版编目（CIP）数据

何以ICU：医生有话说 / 杨广主编；邓霭静，李健，
欧阳红莲副主编. -- 广州：广东人民出版社，2024.11.

-- ISBN 978-7-218-18086-1

Ⅰ. R459.7

中国国家版本馆CIP数据核字第2024600HZ7号

HEYI ICU：YISHENG YOU HUA SHUO

何以ICU：医生有话说

杨　广　主编　邓霭静　李　健　欧阳红莲　副主编

出　版　人：肖风华

责任编辑：周　秦　李　娜
策划编辑：周　秦　李　娜
责任技编：吴彦斌
插　　画：杨淇凯　杨梓晋
装帧设计：李　一

出版发行：广东人民出版社
地　　址：广东省广州市越秀区大沙头四马路10号（邮政编码：510199）
电　　话：（020）85716809（总编室）
传　　真：（020）83289585
网　　址：http://www.gdpph.com
印　　刷：广东鹏腾宇文化创新有限公司
开　　本：880mm×1230mm　1/32
印　　张：7　字　　数：160千
版　　次：2024年11月第1版
印　　次：2024年11月第1次印刷
定　　价：68.00元

如发现印装质量问题，影响阅读，请与出版社（020-85716849）联系调换。
售书热线：（020）87716172

序

　　《习近平关于健康中国论述摘编》一书，近日由中央文献出版社出版。党的十八大以来，以习近平同志为核心的党中央始终坚持人民至上、生命至上，把保障人民健康放在优先发展的战略位置，坚持中国特色卫生与健康发展道路，确立新时代卫生与健康工作方针，全面推进健康中国建设。

　　我们国家历来高度重视和支持重症医学的学科发展，1988年卫生部要求在三级医院必须建立重症医学科，促进了重症医学的迅速发展。随着医疗救治的需要、学科的进步以及从业人员的日益增加，中华医学会在2005年3月成立了重症医学分会。2008年7月国务院对重症医学科进行了认定，此后全国各地的中医三级医院都建立了重症医学科。中西医并重，中西医结合，中医药参与，为现代医学在重症医学救治中作了有力补充。

我国的重症医学科注重中西医并重，取用中西医结合的独特理论和先进技术，提高了救治疗效。近年来我们向世界展示了各病种在重症医学领域取用中西医结合救治方法，取得了卓越的成效即为例证。

令我欣喜的是，我的优秀门生杨广博士在广东省中医院二十年来扎根重症医学工作，勤奋追学，学验俱丰，成果斐然。先后主持了省部级科研课题 2 项和厅局级课题 1 项，编著出版专著 2 部，先后发表该领域学术性较高的论文近 20 篇。

现在，他和同事顾念广大病友对 ICU 的理解和需求，经过精心筹划，编著了《何以 ICU：医生有话说》一书。我认为，这部著作体现了如下特点。

一是较好普及了 ICU 常识。将 ICU 这门深奥的学科，用深入浅出的语言和生动的比喻作了较为详尽的讲解，让读者可以更好地了解 ICU 常用设备、常见病种的救治知识等。

二是有力体现了医学的温度。各类论述兼具医学的严谨性和人文的温度，通过讲故事的方式介绍了救治案例，普及了 ICU 这门学科的知识，鼓动了医患的密切配合和情感交流。

三是传播了中西医并重理念。中西医结合在 ICU 救治中的卓越贡献，让大家对中医药救治潜力有了深刻认识，明确了中医药与现代医学在重症救治中相辅相成的无限可能。

总而言之，本书达到了将学术性和专业性很强的、更为靠谱的 ICU 医学知识转化为通俗语言，并普及给公众的目的，这是一件大有作为的好事，可以帮助大家更好理解病人的健康状况、病症的危重性质，使医患积极密切配合，促进病人早日转危为安。

值此出版之际，邀我作序，感谢杨广博士厚爱。作为中华中医药学会名医名家科普工作室的负责人，这是我应尽的义务。故谨此数语，爱为之序。

沈宝藩

2024 年 11 月

前言

2024 年国庆长假，有人攒了许久的时间和预算，终于抵达向往之地；有人在写字楼默默坚守，可能感到早晚高峰地铁通勤不那么拥挤；也有人笃定"七天宅"，好好做顿饭，亲情陪伴，悠哉而温馨。

在短暂人为计划之外，时光无痕般静默流淌，像极了人世间悲欢离合。

黄阿婆生活在粤北小镇，一段时间来感到身体发虚，在诊所吊了些营养针不奏效，出现了打冷战、呼吸困难等症状，转入当地医院就诊，按照心衰治疗几天，但病情持续加重，甚至要上呼吸机。最终转入作者所在医院的重症监护室（intensive care unit, ICU）进行救治。经过一系列检查，发现是"细菌侵入血液"，损伤了肺和肾，经过全力治疗，老人终于脱离危险，转到普通病房。

同一时期，在病房另一端，一名重症颅脑外伤病人，虽然经过长时间的积极治疗，自主呼吸还是没有恢复，一系列检查也提示，这名年轻病人的脑功能在逐渐衰竭，家属经过了痛苦的考虑、讨论后，决定让他落叶归根……

生与死，往往在一线之间，没有绝对年龄界限。这正是每天在ICU上演的一幕幕人间活剧。

说到ICU，你可能想到的是躺在床上的病人，身上接着各种"电线"，嘴巴和鼻子插着各种"管子"，旁边围着各种仪器，不断发出各种声音、闪着各种灯，不时传出病人的呻吟，医护人员抢救的分秒必争。而在ICU那扇"冰冷的铁门"缓缓关上的一刻，家属的心跟着悬了起来：亲人会被怎样对待？能不能活着出来？手头的钱够维持几天？

现在还有不少人认为，入住ICU后，意味着不断花钱、"用钱来续命"；当钱花完了，ICU就是一个"死亡之地"。

必须澄清的是，ICU首先是一个治病救人的地方，收治对象主要是有存活希望的病人。而像恶性肿瘤（癌症）终末期这类病人，需要经过严格评估才决定是否收入ICU。

而且，ICU并非某些疾病的"专属病房"，它的"专业监护功能"为一些常见疾病治疗提供了切实保障。例如，小王是一个"大胖子"，刚刚做完甲状腺手术，由于切除部位较大，术后进入ICU，并接上了呼吸机。术后第二天，医生给他停掉呼吸机，拔了气管插管。在转回普通病房后，他说："没想到我年纪轻轻就进了一回ICU！"

作者从事 ICU 工作已有二十年时间，见证了我国重症医学事业发展壮大。从一开始"重病大病""有钱人"才能进入 ICU 抢救，到所谓的"小"病、普通病人也能进入 ICU 得到专业监护，体现了多学科携手守护健康的技术和理念进步。2024 年，国家卫健委等八部门印发的《关于加强重症医学医疗服务能力建设的意见》提出，要继续加强重症医学的发展。这样今后对普通人而言，ICU 将不再陌生，随时可能需要接触到这个以前只是"听说"的地方。

随着近年的"ICU 影视热"，越来越多的人对 ICU 认知发生转变的背后，折射出广大民众健康观念的提升，表明他们对医疗行业多了一些理解和共情。这是人民群众对美好生活向往的现实心声。

在临床一线，作者与数以千计的病人家属沟通交流，深深感受到，由于医学知识的专业性，或者因为文化程度和地域等的差异，一些家属对 ICU 的认识还停留在几十年前，与医护人员沟通比较纠结，对许多关乎治疗的注意事项不太理解。这当中很重要的因素，就是他们对亲人的关心，以及对不能陪护在病人身边的焦虑。

每次与家属谈话，医生想说的其实更多，只是限于探视时间等原因，总担心不能交代清楚。于是，作者萌发了编写一部普及 ICU 基本知识的书籍的想法，将 ICU 医生们（作者、作者的同事，甚至该领域从业者）想对病人和家属说的话，尝试进行系统性、普及性的总结，这便是书名"何以 ICU：医生有话说"的由来。

因此，本书的内容，都是 ICU 病人和家属常常会遇到的疑惑和需要做决定的一些场景。它们中的很多内容，有些是这些年来的从业实践总结，有些是医患携手以命相搏凝成的经验。这一刻，想念曾经的病人朋友，深深祝福他们。

写书的念头萦绕在作者脑海多年，手上素材增删有年，一直苦于没有完稿付梓的"奇点"。经由业内大咖良师引荐，联系上广东人民出版社策划编辑周秦老师，一段时期内，我们各自下班后奔赴会晤场所，从内容框架、文章风格、专业和科普的边界等，几番商定，无不是畅谈至月明星稀。著书的想法也得到了所在科室领导、同事的响应，加入编写的工作中。在书稿成形后，又得到恩师，中国中医科学院学部委员、国医大师沈宝藩教授的垂爱，为本书作序。

应该说，市场上同类图书不少，不乏成功佳作，极大促进了 ICU 的科普工作成效。相较于 ICU 故事阅读，本书选择了一条"吃力而又不那么讨好"的路子，按照场景化、指引手册功能编写，一方面努力科普知识，如讲述病人小故事、链接生活现象等，旨在消解读者对 ICU 的"陌生感"；另一方面，经与出版社周秦、李娜二位编辑商榷，决定保留适当的专业内容／专业表述，它们可能读来拗口，且不易理解，却是病人和家属绕不开的治疗关键词。毕竟，ICU 常常意味着"命悬一线的压迫感"，谁都不会是轻松的。

本书共有九个篇章，将广大病人和家属的疑问，按照不同的生理系统分别讲解，如呼吸类疾病，不仅会介绍呼吸机等相关的设备，还会讲到急性肺损伤等非专业人士较难理解的疾病和相关的预后；在心脏重症的章节，会介绍大家近年来常常听到，但又很陌生的体外膜肺氧合（ECMO）。

中医药诊疗在 ICU 治疗中发挥着重要作用，在抢救时中西医结合、中西医并重也是作者所在单位的一大特色。身处中医院 ICU，家属常常问起中医药对疾病治疗是否有帮助，本书亦作了相应介绍，并提及我们在救治中使用中医药方面的经验，但不涉及中成药等牵涉商业利益的内容。煲汤是岭南生活中的常用食疗调养方法，家属常常会问"我们还能做点什么？""能不能给病人煲点汤？"针对这种情况，本书附录"重症病人汤水食疗指南"，对重症病人常用的靓汤作了简要介绍，仅作参考之用。

如果您是普通读者，希望本书能够消解您对 ICU 的"陌生感"。如果您是住进 ICU 的病人或病人亲属，希望本书能提供您需要的答案，让医患沟通更高效、更顺畅，一起致力于病人情况更快好转，早日转出 ICU，重新过上幸福生活。

谨向恩师、我院重症医学大科领导、出版社编辑表达谢意。感谢并肩作战的同事们。感恩一起拼搏过的病人家庭。

杨 广

2024 年 11 月

目录

人的生命线◆严重病人"呼吸"新选择◆哪些情况需要"插管"？◆"拔管"非小事◆"拔管"就是轻松拔掉吗？◆插管后不得已吃上"软饭"◆小小镜子作用大：纤维支气管镜◆致命的呼吸窘迫◆不止"伤心"更"伤肺"◆"躺平"不行，得趴着◆必不可少的"负压病房"◆一个流感花这么多钱！◆流感千万别"硬扛"◆哮喘的老毛病，致命吗？◆哮喘不能根治，但也别灰心◆防治哮喘的中医良方◆慢支肺气肿的抗生素疗法◆"超级细菌"超级且可怕◆有痰咳不出，医生有办法◆护士干吗总"拍打"病人◆都"咳血"了，很危险吧！◆慢性咳嗽很受伤◆"咳个不停"别不当回事儿◆基因检测赋能 ICU 治疗◆离开呼吸机？有时没那么容易！◆"呼吸机依赖"的中医疗法

第三章
人体的发动机：认识心脏类重症

"胸口痛"黄金 30 分钟◆头号杀手：心肌梗死◆主动脉夹层有多危险◆谁都能休息，心脏可不行◆与癌症致死率相当的心衰！◆休克后，争分夺秒的赛跑◆健康生活才能"养心"◆必要时安装心脏起搏器◆心外科手术一定要开胸吗？◆冠心病治疗＝放支架？◆心脏手术前不能拔牙◆不断充气、放气的"主动脉内球囊反搏"◆手术刀在心上"舞蹈"◆ECMO，救命神器！◆心衰治疗巧用中医方◆被忽视的心脏舒张功能

且只有一个"快"字◆脑血管介入能做什么？◆腰上手术为何导致头痛？◆
颅内压可以连续监测吗？ ◆中风也会缠上年轻人◆抽筋就是"癫痫"吗？
◆病人昏迷中，为何还要"镇静"？ ◆植物人和脑死亡是两码事

第一章

1 分钟读懂 ICU

走进重症医学世界

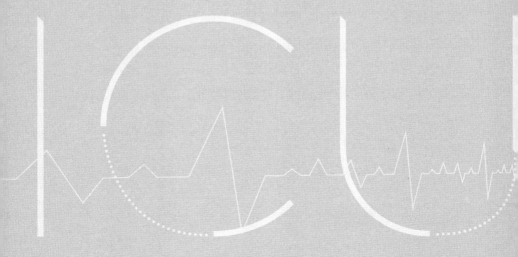

推开那扇厚厚的铁门

近年来，重症监护室（ICU）一度成为热门影视题材，引发人们的广泛关注。不同于镜头塑造的医护人员光鲜亮丽的主角形象、救治过程如"过山车般"的压迫感，ICU 其实更是讲求系统、精准的医疗救治体系，是集约化、系统性思维的经典应用场景。

回到真实的现场。

那扇厚厚的铁门背后，ICU——作为专门救治危急重症病人的相对封闭场所，集中收治危急重症病人，通过 24 小时生命体征监测、最佳护理、综合治疗、术后康复等监护治疗，给予病人切实需要的保障，以达到预期治疗效果。

ICU 还是一种集约化医疗组织管理形式——它的出现源自医疗、护理、康复等的专业发展，新型药物和医疗设备的诞生，以及医院管理体制的改进。

在我国港澳地区，ICU 又被称为深切治疗部。

ICU 通常配有多功能床边吊塔、床边及中心监护仪、多功能呼吸机、输液工作站、床边血滤机、血流动力学检测系统、除颤仪、B超机、起搏器、气管插管及气管切开所需急救器材等设备。随着医学的发展，现代ICU还需要配备体外膜肺氧合器（ECMO）、主动脉内球囊反搏（IABP）等

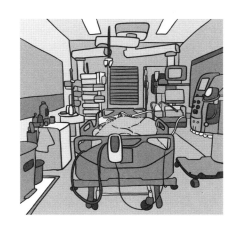

先进的心肺支持设备。ICU均设有中心监护站，可直接观察所有监护病床。

ICU每张病床的床位面积也有具体要求（如符合医院内感染管理要求等），床位间用墙（需有较大玻璃）或布帘相隔，以最大程度确保病人不会交叉感染。

一门年轻的学科

相比人类与疾病的漫长斗争史，重症医学是一门相对年轻的学科，ICU迄今也不过70多年发展史。

1952年，北欧流行脊髓灰质炎，大量病人出现肌无力与严重呼吸衰竭等症状，病死率高达90%，当时的呼吸机——铁肺供不应求。丹麦借鉴二战时期的救护形式，将病人集中到一个病区救治，

成为 ICU 的雏形。

1959 年，美国南加州大学医学中心为了集中处置严重休克病人，成立第一个 ICU。这种针对危重病急救的有效救治形式很快得到推广，欧美各地医院纷纷开设 ICU 以监护危重病人。20 世纪 70 年代，美国成立危重病医学会。

我国第一个 ICU 创立于 1982 年，由陈德昌教授在北京协和医院发起创立。20 世纪 90 年代以来，我国大型综合性医院相继建立 ICU。1998 年，广东省中医院建立 ICU，开全国中医院系统先河。

2005 年 3 月，中华医学会重症医学分会成立。2008 年 7 月，重症医学科被国家列为临床医学二级学科，并获得唯一学科代码。ICU 的成立和发展带动了相关监护技术的探索与进步。

ICU 是个大家族

最初的 ICU 仅是监护病房，后来逐渐扩展为一个科室。ICU 也从大城市少数医院的"专属配置"，快速向广大县域医院推广。

早期，一家医院可能只需要一间 ICU，就可以救护全院危重症病人，这便是现在综合性 ICU 的雏形。在这里可以看到各个专科的病人，内科、外科、妇产科，甚至儿科的危重病人都会转到这里监护、抢救。所以，综合性 ICU 也称作中心 ICU，是集中型 ICU。

随着医学的方法、专科与亚专科逐渐发展，每种专科疾病的诊疗也越来越专科化。因此，专科形式的 ICU 出现了。这些 ICU 可能并不是一个独立的科室，多数设在各个专科病区内，也被称为分散型 ICU。

常见的专科 ICU 有以下几类。

1. 急诊重症监护室（EICU）

位于急诊科。多是监护由 120 急救车送来的急危重症病人，如心肺功能不全、肺部重症感染、溺水、急性中毒、车祸伤、大面积烧伤的病人，需要先在 EICU 抢救和治疗，待病情稳定后再转入相关科室进行治疗。

2. 外科重症监护室（SICU）

一般监护外科病情较重、需要进行大手术的病人。如肝脏、脾脏破裂大出血的病人，由于其生命体征不稳定，需要及时实施急诊手术抢救，就会收入 SICU。另外，一些病人大手术后，如做完胰十二指肠切除手术、肝部分切除手术或心胸外科手术，常规要在 SICU 留观 1~2 天，等生命体征稳定，再转回普通病房。

3. 呼吸重症监护室（RICU）

一般设在呼吸科，旨在强化治疗呼吸系统的危重疾病。通常设有监护设备、无创 / 有创呼吸机，对呼吸系统危重疾病及并发症，进行及时全面监护。

4. 神经重症监护室（NICU）

随着神经内科、神经外科、神经介入技术的发展，神经科的病人诊疗也越来越专科化，这类病人往往病情变化快，有些还涉及脑干病变，导致呼吸心搏骤停。神经重症监护室可以更好地对神经专科病人进行监护、管理。

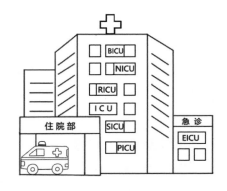

神经重症监护室，主要收治神经系统危重症病人及神经外科大手术后病人，一般进行床旁脑电监测、床旁脑血流监测、床旁脑内压力监测等神经专科监护。国内顶级神经监护室，甚至配备了床旁移动 CT。

5. 新生儿重症监护病房（NICU）

旨在专门护理生病或早产新生儿的重症监护室。新生儿身形小、器官未发育成熟，需要更专业的医护照料，设备也会针对婴儿的特点，进行特殊配置。NICU 的诞生可能早于综合性 ICU。18 世纪开始，医生在分娩中的作用越来越大。1922 年，有医院将新生儿集中在一个区域。二战后，许多医院建立特殊护理婴儿的单位，便是 NICU 的雏形。

6. 儿童重症监护室（PICU）

20 世纪 80 年代中期，我国建立了第一批儿童重症监护病房，各大中城市的综合性儿童医院纷纷成立不同规模的 PICU，极大降低了危重患儿的病死率，促进了儿科医学发展。

7. 烧伤重症监护病房（BICU）

烧伤病人因皮肤遭受一定程度损伤，导致体表天然屏障被破坏、功能丧失，极易引发烧伤创面严重感染，所以防止感染是BICU 的重要职责。BICU 对无菌和院内感染的要求高于普通监护病房。

努力实现 ICU "县县通"

王伯生活在广东农村，因为药物中毒被送往县城的中医院，常规抢救之后，医生发现毒性比较厉害，引发了急性肾损伤，建议他到新成立的 ICU "洗肾"。经过几天的精心治疗，王伯顺利出院，一周后已经可以上街买菜了。他儿子感慨到："真没想到我们这个小县城也有了 ICU。"

我国新颁布的《三级医院评审标准》规定，二级甲等医院必须设立重症医学科。这极大促进了危重病医学发展。根据我国医疗体制特点，一般医院在筹划建立 ICU 时，会首先考虑建立以抢救为主的综合性／中心 ICU，即便危重病人救治涉及多学科，也可以在同一个医疗单位进行监护抢救。

我国 ICU 床位配置水平受经济发展、地域等因素影响。东部地区 ICU 的床位相对完善，西部地区略显不足。其中，河南、山东和广东三省的床位占全国的 1/4，西藏、宁夏、青海和海南的床位最少。

2024 年，国家卫健委《关于加强重症医学医疗服务能力建设的意见》提到，力争每个县域至少一家医院重症医学科能力水平达到二级综合医院水平。

以前 ICU 是在大城市三甲医院才能有的配置，随着医学发展和社会进步，许多地市级医院甚至县级医院也有了自己的 ICU。

通常收治三类病人

通常来说，ICU 是一家医院集中救治急危重症病人的专门科室。只有急危重症的病人，才可以进入 ICU 抢救。如果 ICU 的收治范围太宽，可能导致许多慢性病病人长期占用 ICU 床位，使真正需要抢救的病人无法入住，错过抢救时机。

ICU 的收治对象通常有以下三类。

收治对象	包含的病种	ICU 的作用
急性可逆性疾病病人	各类休克、严重创伤、急性心肌梗死、严重心律失常、重症感染（重症肺炎、急性胰腺炎、血流感染等）、急性消化道出血等	对于这类病人，ICU 可明确有效地降低死亡率，疗效肯定
高危病人	病人有潜在危险的基础疾病，但又需要进行创伤性手术或治疗。如心胸外科术后病人、喉部或巨大甲状腺切除术后病人，有高危冠心病、主动脉夹层、肺功能差的病人，需要进行胰腺手术、开颅手术等三级、四级或高难度手术等	ICU 可有效地预防手术或治疗的并发症，降低医疗费用

收治对象	包含的病种	ICU 的作用
处于急性加重期的慢性疾病病人	慢性阻塞性肺病急性发作、哮喘急性发作、慢性心衰急性发作、慢加急的肝功能衰竭、慢性肾衰急性加重等	ICU 可帮助这类病人度过急性期，使病人回到原来慢性疾病状态

如果慢性疾病出现不可逆性恶化，如患恶性肿瘤病人的临终状态等，ICU 无法给予有效帮助，原则上不予收治。但也有例外，如病人需要维持生命一段时间，等待亲属最终的探视关怀，可进入 ICU 维持生命一段时间，体现人文关怀。

"ICU= 贵"，该怎么办呢？

通常以为，病人一旦从普通病房转入 ICU，意味着被冰冷的机器 24 小时无情裹挟，医疗费用余额以肉眼可见的速度减少。ICU "生死录"，很多时候是根据病人家庭的经济能力写就的。

据统计，我国 ICU 每日住院费用，从 2000~20000 元不等。疾病种类、严重程度，以及自费药物使用情况的不同，都会导致 ICU 住院费用有较大差异。例如，同样是肺部感染，有的病人可能一天的费用是 3000 元，有的病人可能需要上万元。而近年来人们熟知的体外膜肺氧合，仅材料费就要 30000~50000 元。

"ICU 贵在哪里？"顾名思义，病人转入 ICU 就会获得密切监护：24 小时中心监护是 ICU 工作基本要求，包括心电、血压、呼吸等方面监护，保证病人第一时间得到抢救。除了 24 小时中心监护，ICU 病人会得到特级护理，虽然家属不在身边，也能得到全面、细心的护理；有的 ICU 还是层流病房，通过专用空气净化设备确保室内无菌环境，床位费也高于普通 ICU。

ICU 费用高的主要原因，在于药物和治疗措施的升级。

大多数转入 ICU 的病人，需要生命支持治疗，如上呼吸机、血液净化、心脏起搏等方面的支持。使用呼吸机的费用，除了材料，基本上是按小时收费的，而且使用呼吸机的病人，往往需要更高级的抗生素。如果使用贵重的自费药，仅药费就可高达万元。一般来说，入住 ICU 的病人需要使用有创呼吸机通气，每天住院费为 5000~6000 元，再使用血液净化治疗，每天的费用约为 10000 元。

比如，一名肿瘤病人化疗后，出现粒细胞缺乏并发热，从普通病房转入 ICU，没上呼吸机，用的药物与普通病房也没有明显差别；但是，因为中心监护、护理等费用，导致住院费比普通病房高得多。这种情况下，值不值得转入 ICU 呢？

ICU 医生认为，虽然 ICU 病人的治疗费用增加了，但由于 ICU 的特级护理、层流等因素，病人情况可能很快好转，相比在普通病房的疗程增加，甚至疾病加重后并发症的处理费用，转入 ICU 总费用可能更少，而且疗程缩短还有助于减轻病人痛苦，实现早日康复。越早实行有效干预治疗，对病人及其家庭来说，才是最经济的选择。

ICU 监护与普通病房的区别

以心电监护为例，其作为一种监测病人生命体征和健康状况的常用设备，普通病房和 ICU 都会用到，但二者有所不同。

ICU 的监护仪属于中心监护，护士站有一个总中心监护台，通过网络不间断接收每个病床的状况，24 小时有人值守。普通病房虽然也有中心监护台，由于护士与病人的配备比例较低（ICU 的床位数与护士人数的比例为 1:2.5~3，普通病房为 1:0.4），难以做到 24 小时值守。

ICU 的监测指标和仪器设备比普通病房更多、更精细，如二氧化碳监测、血流动力学监测等模块，都是 ICU 特有的。ICU 与普通病房在监护水平、设备配置、人员配备及治疗策略等方面有本质区别，使得 ICU 能够提供更为专业和集中的医疗服务，以应对病人的紧急或严重健康问题。

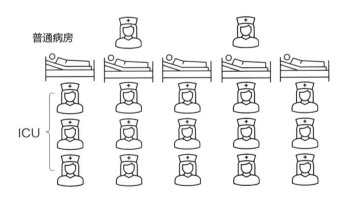

不可避免的"插管"

经常有人问起："ICU 病人是不是浑身插满管子，变得不成人形？想想就可怕。"的确，出于治疗的需要，医护人员可能在病人身体任何部位置入管道，夸张一些描述，一些危重病人看上去像是插满管网的"连接器"，病床周围摆满各种仪器设备，"成了生物机器人"。

出于治疗的需要或病人身体机能受限，这些管子非但不可怕，反而是生命通道，支撑了病人的生命运行系统。下面简单介绍 ICU 病人可能用到的管子。

（1）胃管。经鼻腔置入，插入胃部的管道。一般长度为 45~55 厘米，方便注入药物或肠内营养制剂。有时为了洗胃或监测病人胃液的情况也可置入胃管。病人如果胃胀气明显，可在胃管内接入负压引流瓶。

（2）鼻肠管。一种特殊的鼻饲营养管，是对胃管的功能性改良。通常从鼻腔置入空肠上段或十二指肠，可有效降低胃反流导致吸入性肺炎的发生概率。由于操作要求较高，存在失败风险，并非所有病人都适合置入鼻肠管。

（3）气管插管。将特制的气管内导管，通过口腔或鼻腔，经声门置入气管，为病人提供顺畅的气道，以便通气、供氧。有创的呼吸机需连接气管插管。

（4）外周静脉留置针。又称套管针，是一种输液工具。置入后，柔软的导管留置在病人血管内，用于输液治疗。

（5）深静脉管。从体表穿刺相应的深部静脉，通过深部静脉插入的导管。深静脉管可直达中心静脉，起到治疗和监测目的。

（6）外周动脉置管。在外周动脉内（通常选择桡动脉或足背动脉）置入一根套管，通过外接装置以实时监测病人的血压。除了监测血压外，病人抽血也可以通过外周动脉置管进行，避免因反复穿刺给病人造成身心困扰。

（7）尿管。采用天然橡胶、硅橡胶或聚氯乙烯（PVC）制成的管路，经由尿道插入膀胱以便引流尿液。需要注意的是，在靠近导尿管头端有一个气囊固定导尿管留在膀胱内，使之不易脱出。

（8）血透／血滤管。进行透析或连续性肾脏替代治疗（CRRT）的病人，需置入血透／血滤管，才能实施血液净化治疗。留置的部位和深静脉管相当，不同的是，血液净化的管道一般有 2 个接口，较深静脉管要粗得多，一般外径在 4 毫米以上。

此外，有些病人还需要用到一些特殊的管道，如胸腔引流管、胸腔闭式引流管、腹腔引流管、腰大池引流管等等。这些生命管道，支撑病人与病魔进行殊死搏斗。

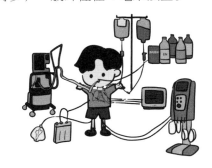

五花大绑也有好处

有的家属进入 ICU 探视时，看到病人的手／脚被"绑"住，不免心生疑惑甚至产生不满情绪，质问护士："为什么将人绑起来！"不要惊慌，这种操作，不同于我们日常所理解的"五花大绑""限制自由"，医学上称作"保护性约束"。

实施保护性约束是 ICU 比较普遍的临床措施，以更好地保护病人。一些重症病人的身体被置入各种管道，而任何管道的脱落，都可能危及病人的生命。病人被那些"身外之物"接通身体，必然产生不适感，却又是生命必须承受之痛。

这好比，让普通人口含着一根粗吸管且不能拿出来，别说一两天，就算一个小时，都很难习惯，更别说被管子缠绕的危重病人了。种种不适感让他们很难安静如常，总会有想拔掉这些管道的冲动，这属于本能反应。虽然 ICU 的病人常规会使用镇痛镇静类药物，但总有病人不会完全配合治疗，这就需要实施保护性约束。

疾病本身的困扰不容忽视。有些病人因严重疾病出现神志不清，如脓毒性脑病、肝昏迷、代谢性脑病等，出现谵妄、躁动等症状，存在跌落、自伤等潜在隐患时，也需要采取一定的措施将其制动和保护起来。

此外，某些特殊治疗需要将病人局部肢体或部位做制动保护处理。如为了保证连续性血液净化的进行，需要对留置了穿刺血透管道的肢体适当约束；血管穿刺介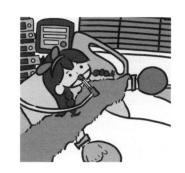
入术后病人，一般要对穿刺的肢体
加以干预，以免造成大出血。除了
简单的绑住手脚，还有一些辅助的
工具，如手拍等，使用手拍时病人
的手指是可以活动的。

　　针对病人家属关心的问题，如
不恰当的保护性约束可能造成病人身心伤害等问题，医生和护士
会及时留意实施约束操作的必要性与类型，家属签订保护性约束
知情同意书时，医护人员会讲明各种原因与措施，以消除家属顾
虑，减轻病人的不适感。

小贴士

　　保护性约束指利用绑带或者特殊的工具，让病人不能够接近治疗过
程中管道的一种被动性保护措施，可能会给病人带来身体的不适感。

医患沟通不光靠嘴

　　实施了气管插管的病人，很难发出声音，无法与护理人员正常
交流，不利于后续恢复治疗及护理效果。

　　比如，病人口渴，这在普通病房相对容易解决的事情，对于气

管插管的清醒病人来说，可能因为缺乏必要沟通，问题得不到解决，容易导致身心问题。有研究发现，持续 24 小时以上的严重口渴可能增加气管插管病人谵妄的风险，导致清醒病人出现创伤后应激障碍，甚至被认为是"仅次于死亡的应激源"。

医患之间沟通不畅，可能导致病人与呼吸机对抗，反而增加病人的镇痛镇静药物用量，所以国内外许多学者在积极研究非语言交流。非语言交流是通过头部及表情沟通、书写沟通和卡片沟通等模式与不便发出声音的病人交流。以下作简要介绍。

（1）头部及表情沟通。主要以点头、摇头、眨眼来确定病人想要表达的意思，通过病人面部表情来观察其心理活动，了解他们的不安情绪，以便及时疏导。

（2）书写沟通。主要针对肢体可以书写的病人，引导病人将需求写下来，以便医护人员掌握并作出处置。这种无声沟通，还能减少病房噪音，确保周围环境的安静舒适。

（3）卡片沟通。医护人员阅读卡片内容，病人作出回应，以明确他们的需求。

除此之外，还有"手语"等方式。很多人未学过手语，所以临床应用不多。但在 ICU 环境中，护理人员使用非语言交流与气管插管病人进行顺畅的沟通，有助于掌握病人需求，增强病人治疗信心。

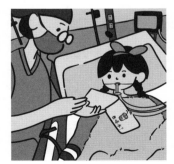

所以，有些 ICU 会准备一些卡片，书写简明文字或制作图片，如"喝水""疼痛""呼吸机的气不够""饿了么？""想见家属"等。这些卡片内容涵盖丰富，可以确保病人的需求基本被表达，是医护人员与气管插管清醒病人的辅助沟通工具。

随着科技的发展，电子产品不断普及，电子设备在医疗领域应用越来越广泛。有些公司在应用商店推出"护患交流 APP"，可实现护理人员与病人交流，其应用效果有待进一步观察。

重要的事情说三遍：家属不能陪床

家属不能陪床，是 ICU 治疗的通行规则。一些家庭在听说不接受家属陪床后，不免动摇了选择 ICU 治疗的决心。

相比普通病房，ICU 内"仪器林立、管线交错"，细菌交叉感染的风险更高。此外，病人健康防线敏感、脆弱，需要安静、舒适、安全的治疗环境，这些都决定了医疗护理工作的复杂性。免受外界环境（危险因素）的干扰尤为重要，这也是家属不能陪床的原因。

病人与家属长期分离，容易产生心理和生理上的不适，不利于持续治疗。因此，规定家属不得陪床的同时，ICU 在探视模式上也做了相应安排，以体现人文情怀。

少数情况下探视是完全禁止的。ICU 危重病人多，在未脱离危险的情况下病人可能随时发生重大病情变化，常常需要抢救。

有些医院采取全封闭探视管理模式，不允许家属探视，虽然有利于病人减少并发症、降低感染风险，但这种管理模式会导致病人产生焦虑、紧张等情绪，影响治疗与后期恢复。

20 世纪 60 年代，ICU 开始实行限制性探视模式，使得病人探视逐步向家属开放。限制性探视模式对家属的探视人数、探视次数、探视时间加以限定，在保障治疗的同时，还有利于病人与家属情感的沟通，方便家属对病人病情的了解。当前，国内外大部分医院 ICU 病人探视均采用限制性探视模式。国内外 ICU 对探视时间并无统一规定，如荷兰 ICU 的探视频次为 2~3 次 / 天；而在法国，ICU 的探视时间不得超过 4 小时 / 天；我国 ICU 的探视时间每天约为半小时。

随着科技的发展，视频探视在许多医院得以应用。探视时，家属进入特定视频室而非病房，在视频室与病人沟通交流，这种方式也从源头避免了交叉感染、院内感染的风险，但费用不低。当然也有特殊情况，当病人病情突然发生变化时，也会允许家属进入 ICU 探视。

病人家属，请来一下

每当医生找新入住 ICU 的病人和家属签字时，总会被问道："为什么要签这么多字？！"

不仅在 ICU，只要来医院看病，总有家属对签字感到抵触甚至害怕，觉得医院是在变相推脱责任，将全部风险推给病人和家属。有时候，一些医生对其中一些条款的解释不够充分，更加深了家属的"误解"，让"签字"变成家属心中的一道坎。

其实，阅读知情同意书并签字，恰恰是为了保障病人和家属的知情权、选择权和同意权。有些病人和家属对签字存在误解，甚而引发医患信任危机，如果不能及时化解"误会"，可能延误病情，甚至耽误抢救治疗。

ICU 的知情同意书，有些内容与普通病房是一样的，如授权委托书、手术同意书、输血同意书，以及特殊检查、贵重及自费药物的使用知情同意书等。除了上述知情同意书，进入 ICU 的病人（通常是家属）还要签署病危通知书，目的是告知家属，病人病情危重，生命体征很不稳定，有些病人虽然表面上"生龙活虎""谈笑风生"，实际上风险极高，可能随时有生命危险；病危通知书签署后，家属如有需要，可以留一份备用，告知其他亲属或相关人员，以证明病人的病情危重程度。

另外，ICU 的有创操作比较多，所以有创操作知情同意书种类也特别多，如深静脉置管、气管插管、有创呼吸机、无创呼吸机、纤维支气管镜、血流动力学监测等常规的操作，还有一些胸腔穿刺、腹腔穿刺等操作的知情同意书。

ICU 最常用药物是镇痛镇静类药物，其使用频度仅次于医院麻醉科。因为镇痛镇静药物有一些副作用，有些甚至有戒断反应，所以需要充分告知病人和家属，并使其签署精神类药品及麻醉药品同意书。这不仅是伦理的要求，更是遵守法律法规的体现。

签署知情同意书的过程中，医护人员会向病人或家属介绍治疗的作用及可能的并发症，并解答病人或家属的疑惑。这种事前充分沟通，有助于增进病人方面对医疗团队的信任。并且从法律角度看，获取病人的知情同意是进行任何医疗干预的必要步骤，也有助于在可能出现的医疗争议中为病人和医院双方提供必要保护，防范纠纷或诉讼。

读懂监护仪的"医学语言"

很多病人家属在 ICU 探视时间，看到监护仪上眼花缭乱的数字和波形，瞬间有些懵，也不知道病人的生命体征是否平稳。所以，读懂监护仪的数据和信号，通过这些"医学语言"，可以更好地了解亲人的生命体征和病情发展状况，有利于与医生沟通病情。

监护仪实时监测的主要内容包括心率、呼吸频率、血压、体温及氧饱和度等，是以数字、图形或波形显示在屏幕上的。

当监测参数超出正常范围，监护仪会发出警报声，屏幕上的异常参数会闪动，提醒医护人员可能存在的问题。病人家属可从报警信息中及时了解病情变化，与医护人员配合，采取必要处置措施。

监护仪的内容功能如下，主要作为反映病人生命体征的数据化表达。

项目	正常值
心率（HR）	60~100 次 / 分钟
脉搏（P）	60~100 次 / 分钟
呼吸（R）	12~20 次 / 分钟
收缩压（SBP）	90~140mmHg
舒张压（DBP）	60~90mmHg
血氧饱和度（SpO_2） （血液中氧气的含量百分比）	95% 以上；老慢支、肺毁损病人，在 90% 以上

监护仪还会显示曲线，如心电图（ECG）波形、呼吸波形、血氧曲线等，可以帮助医护人员了解病人的心脏节律、呼吸等情况。

需要每天抽一点血

张阿伯住在 ICU 很多天了，家属提出一个意见："医生，我爸爸在 ICU 这么多天了，还要天天都抽血检查，他的血快被你们抽干了！"抽血在 ICU 治疗中不可避免。ICU 病人大多病情危重，疾病演变错综复杂，每日血液检查可以快速了解病人当前的病情和生理状态。

1. 监测生理状况

ICU 病人大多情况复杂，可能有多个器官功能受损或患有严重疾病。每天抽血检查可以监测血液中的生理参数，如呼吸的情况、氧气的含量、贫血、钠钾氯等电解质紊乱与否等，以及评估肝肾功能。

2. 调整治疗方案

比如，病人血液中的某种药物浓度过高或过低，血液的凝血功能差，医生可能需要调整剂量或更换药物。

3. 评估疾病进展

某些疾病的进展会通过血液指标反映。比如，炎症指标如白细胞数或 C- 反应蛋白（CRP）可以反映病人的炎症水平，血糖水平可以反映糖尿病病人的病情。

4. 确保病人安全

每天的抽血检查可以发现潜在并发症。比如，突然的肌钙蛋白升高，提示病人有突发心梗的可能；通过血红蛋白的变化可以及时发现病人是否存在出血风险。

为了避免频繁的穿刺抽血给病人带来痛苦，医生会为病人留置动脉针，这样既为病人减少了痛苦，也方便了护士。

深静脉置管有多深？

ICU 病人的家属，除了气管插管、呼吸机外，最常听到的是要给病人留置深静脉管，以便将药物输往心脏等部位。很多家属会问："这个管是不是很粗？是不是插到心脏里面了？"

其实没那么可怕。深静脉置管术是将一根粗约 2.5 毫米的管道，通过皮肤穿刺，置入颈内静脉、锁骨下静脉或股静脉的操作。因为离心脏比较近，所以它就像一条"绿色通道"，使得药物可以快速到达心脏、输向全身，特别适合 ICU 抢救时快速大剂量的补液、抢救，而那些高渗性或刺激性药物及肠外营养液等，在大血管快速血流的冲刷下，很快被稀释，对血管壁的刺激也比较小。

而且，这些大血管的压力，在一定程度上也反映了全身血量是否够用，所以医生会监测深静脉的压力，以间接判断血液循环和心脏的情况，指导休克的治疗；特别是在运用血流动力学监测时，必须置入深静脉管。

因为深静脉管比平时的输液针要粗，而且置管术涉及深静脉，存在血肿、气胸、感染等并发症风险，需要家属签字同意后才能进行。

在 ICU 睡不着很正常

林阿姨因为需要做"床边的透析"住进了 ICU，经过治疗，情况很快好转。她告诉医生，一连几天晚上睡不着，白天又头痛，很是痛苦。这其实是不少病人转入 ICU 后的常见症状，里面的原因很多，如护理人员经常到床边查看病人情况，病人对疾病状态的担忧，各项治疗措施的影响，以及病人的孤独感等情绪压力。

初来乍到，在 ICU 睡不着是很正常的。

睡眠除了消除疲劳、恢复精力、保护大脑外，更有增强免疫力、康复机体的作用。所以，有人说"吃得好不如睡得香"。医生在结合病人状况和评估后，会制订合适的治疗方法，非药物手段通常是首选，使用药物改善病人睡眠也比较常见。

ICU 常用的助眠药物，包括安定类镇静剂、缓解焦虑的安眠药物，有的病人可能还需要抗精神病的药物。此外也有非药物手段，一是营造舒适的睡眠环境，如降低噪音和光线，医护人员夜间尽量减少打扰；二是病人自我调整，如养成规律的睡眠习惯，睡不着也眯着，练习深呼吸、肌肉放松、冥想、听轻音乐等，有助于改善睡眠质量。

在古代，我们的先人就有使用"药枕"帮助睡眠的先例。另外，有报道指出，穴位按摩、耳穴压豆等也有助于 ICU 病人的睡眠。

病人丧失记忆，治傻了么

病人在 ICU 出现的多种精神障碍及其他临床综合征，临床上称作"ICU 综合征"，会影响病人治疗效果，延长住院时间，增加病人家庭的经济、心理负担。因此，不要忽视 ICU 综合征的发生。

ICU 综合征病人常表现为烦躁不安、言语错乱、思维紊乱、情感抑郁等，情形严重的病人会打人骂人、撕毁衣物、乱喊乱叫，可能有被害妄想，甚至有自杀的念头。除此之外，病人的临床表现还包括疲倦、嗜睡、失眠、头痛、便秘或腹泻、皮肤不适等等。

谵妄是 ICU 综合征最常见症状，80% 的病人受此折磨，75 岁以上病人是高发人群。谵妄是一种意识和注意力障碍，伴有认知功能改变或感知障碍，表现为注意力不集中、记忆力减退、言不达意、心情烦躁，有时会出现错觉和幻觉，对事物的判断力下降，类似于中医的"登高而歌""弃衣而走"。

而老年病人的生理功能、免疫力下降，代谢能力弱，多伴有慢性疾病，对药物耐受力减弱，一定程度上增加了 ICU 综合征的发生风险。加之其对所患疾病认知不足导致的恐惧、采取保护性约束措施造成的精神压力，都会增加 ICU 综合征发生风险。除了呼吸机和插管，病人还常因仪器声音、定时治疗或邻床抢救被打扰，都增加了 ICU 综合征的发生风险。失眠也被认为是 ICU 综合征前兆，及早发现并干预，才能防止病人情绪压力进一步增大，降低 ICU 综合征发生概率。

这时，家属很着急："我的家人'傻（疯）'了吗？以后可怎么办？"最重要也是最简单的措施，就是让病人脱离 ICU 的环境，同时增加家属的陪伴和心理疏导，可以结合实际情况开放病房，允许家属探视，让病人获得精神安慰和支持，减少不良情绪。

除此之外，应加强对 ICU 病人及家属的健康知识宣教；根据病人病情及文化程度等，对意识清醒的病人进行健康宣教；介绍疾病发生原因、治疗方法、护理措施及注意事项等，以增强病人配合度。对使用呼吸机的病人，做好解释工作，减轻因操作粗暴造成的疼痛，密切观察病人面色，一旦有异常立即停止操作。

医护人员应保持病室整洁，说话、走路、关门与操作时动作要轻；各种仪器、设备的报警音量调到最佳；病床之间用布帘遮挡，抢救时要有条不紊，避免造成紧张气氛；定期检查有噪声的设备，最大限度降低仪器噪声等，从而最大程度减少 ICU 综合征的发生。

好端端的，手脚又肿了

"住进来才几天，家人的手肿了，脚也肿了。之前都还好好的。你们到底干了什么？"家属探望病人的时候，发出这样的疑问，质疑 ICU 的治疗与护理水平。

ICU 病人出现手脚水肿的情况较为多发，不一定是整体病情恶化的表现。应找出原因并采取缓解措施——有疾病自然进程的发展，有医护方面的原因，不同病人出现手脚水肿的原因也不一样。

最常见原因是 ICU 病人卧床的时候多、下床活动的时候少，由于肢体活动减少，导致静脉回流减慢，容易出现水肿。所以，护士会适当抬高病人水肿的肢体，加速静脉回流，以减轻水肿症状。

另外，ICU 的很多病人，由于年纪较大或基础病较多，伴有严重的血管硬化，打针难度较大，加之病人可能使用升压药、甘露醇等必需药物，这类高渗性药物遇上老年人的血管，容易引发液体外渗；而处于麻醉或昏迷状态的病人，由于神经功能灵敏度低、血管舒张等因素，也会造成液体外渗，导致周围组织水肿，出现肢体肿胀的情况。

病理性的水肿，常见于肾病与心衰病人。肾病病人伴有眼睑水肿；心衰病人，如果是右心衰，下肢水肿往往比上肢要明显。

消解水肿的办法，除了适当抬高病人水肿侧肢体，建议尽早进行肢体康复治疗，让病人肢体动起来，改进血液循环；如果是药物外渗或血管穿刺引起的水肿，一般有局部表现，可利用硫酸镁湿敷。而经验丰富的家属，将柠檬切片后敷在病人局部渗液的体表，也能起到消解作用。

怎么还用上了胰岛素

很多病人之前没有患糖尿病，但是住进 ICU 后，每天需要监测血糖。虽然常规测血糖不用抽血，但需要扎手指，家属仍然会心疼病人。

必须指出，ICU 病人的高血糖发生率可达 80％。这种由于病人应激状态出现的短暂性血糖升高，称为应激性高血糖。应激性高血糖可能导致 ICU 病人的感染控制难度增加，伤口愈合速度减慢，并发症发生率升高，住院时间延长，死亡率增加。这种情况下，最有效且首选方法是使用胰岛素，即辅助降低血糖的激素。

使用胰岛素以后，要根据血糖的情况，不断调整胰岛素的用量，所以，与每日抽血检查"必修课"一样，ICU 病人"天天扎手指"的血糖监测必不可少。

天天用胰岛素，会不会像服用降压药一样停不了？

这个无须担心。大多数无糖尿病史的 ICU 病人，往往在出院后，血糖会慢慢恢复正常。应激状态解除，症状随之消失。而住院期间对重症病人的血糖进行有效控制，可以使其血糖恢复正常化，对于提高治疗效果和降低并发症具有积极意义。

ICU 的皮肤护理

长期卧床是 ICU 危重病人的常态。病人康复出院，看似一路"躺赢"，却是危机中的幸存者。

ICU 危重病人由于病情严重，并发多器官脏器衰竭、皮肤水肿、长期卧床的状态，容易发生压疮、胶布黏贴损伤等皮肤破损状况。加之不少病人大小便失禁，使用保护、限制及保暖、降温等用具，感染风险高发。ICU 护士由此练就了一手绝活——皮肤护理。

一般情况下，病人进入 ICU 会经历一项特殊评估——压疮护理评估。护士会根据病人压疮风险，进行个体化压疮护理。ICU内设压疮护理小组，负责对疑难压疮病人进行管控，如每天为病人压疮处或破溃处换药，避免皮肤长时间受压，减少摩擦。

对于难治性压疮的病人，护士会在每次压疮换药时拍照留取资料，对比压疮愈合进展，有助于压疮的观察与鉴别，及时调整换药方法。

ICU 医生建议：重症病房床位应使用气垫床；病人每 2 小时翻身一次，避免拖、拉、扯、推等动作，防止破溃处受压；给病人穿棉质柔软的衣服，及时更换衣服、被褥，保持全身清洁干燥；调整重症病人的床铺角度，在髋部等受压处垫软枕、高弹力海绵垫，以分散承受压力，避免形成压疮；翻身前后要妥善处理各种管道，减少牵拉，避免病人皮肤有异物牵扯，如心电监护导线、引流管等；对高热或易出汗者，应及时擦干其腋窝、腹股沟；病人大小便失禁后，应及时为其清理排泄物，给予会阴冲洗。

第二章

——

会呼吸的痛

认识呼吸重症

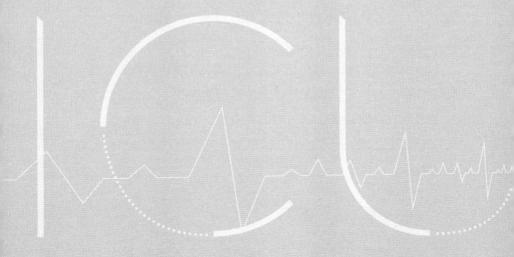

形形色色的呼吸机

在大家的印象中，呼吸机可能是 ICU 最常用的机器，就像某些电影场景：主角生命垂危，嘴上插着一根管子，管子连着呼吸机，呼吸机时不时发出"嘀嘀嘀"的报警声，渲染着紧迫感。现实中，医疗机构（特别是在 ICU）用到的呼吸设备更多样，功能更齐全。

在 ICU 医生眼中，不同种类的呼吸机和吸氧设备如下。

（1）有创呼吸机：也就是人们在电影中看到的呼吸机的样子。在呼吸机管路的末端，与病人相连接的是嘴或者鼻子的气管插管。因为气管插管和气管切开都是有创操作，所以叫作有创呼吸机。

（2）无创呼吸机：顾名思义，使用这类呼吸机的病人，是不需要进行有创操作的，病人与呼吸机管路连接的中介，是戴在脸上的面罩或者鼻罩，所以称为无创呼吸机。但是，无创呼吸机无法解决吸痰的难题，对于昏迷、没有咯痰能力或者面部损伤的病人不适用。

（3）高流量湿化仪：普通的吸氧一般只能给到每分钟 4~6 升的氧流量，最多不超过 8 升；而一些呼吸衰竭病人，需要更高的氧流量。近年来，高流量湿化仪成为 ICU 的一个新星——通过无需密封的导管，经鼻输入加温湿化的高流量混合气体，以改善病人的呼吸。相比无创呼吸机，它没有鼻面部的压迫感，可以提高病人耐受度；相对于普通吸氧，它能够稳定调节病人吸入氧浓度、温度与湿度，有效提高氧气利用率。高流量湿化仪是在普通吸氧和呼吸机之间一个很好的过渡选择。

很多人可能说，我们家里还有无创呼吸机呢！

是的，很多家用无创呼吸机可以用来治疗"睡觉打呼噜"和轻度呼吸衰竭的病人，为日常生活提供便利。但相比家用设备的便捷功能，ICU 的无创呼吸机功能更强，操作模式、灵敏度和供给气压远远高于家用呼吸机。

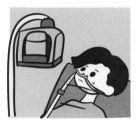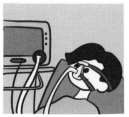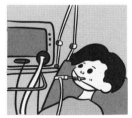

插管——快给病人通气！

一些家属得知病人要进行气管插管，以为要"割喉"！其实，人们认为的"割喉"，叫作气管切开术，与气管插管是不同的操作。

气管插管术，是将一种特制的气管内导管通过口腔或鼻腔，经声门置入气管或支气管，为病人保证呼吸道通畅、通气供氧、呼吸道吸痰等提供最佳条件，是抢救呼吸功能障碍病人的重要措施。

气管插管分为"经口"和"经鼻"两种操作模式。

1. 经口气管插管

"经口"插管时，将一种特制的气管内导管经口腔，通过声门置入病人气管中。20 世纪 80 年代以前，气管插管以"经口"为主，一来操作便捷，二来可使用内径较大的管腔，气流阻力小，便于护士清除气道内的分泌物及吸痰等临床操作。如今，可视纤维喉镜（器械前端有一个摄像头）等设备投入使用，让经口气管插管愈发容易。

然而，"经口"操作也存在局限性。这是因为经口气管插管后，病人口腔分泌物增加引发不适。我们常常给病人家属举例："试着在嘴里含一个物体或管子，就可以亲身体会那种感觉。"此外，口腔内的插管，不仅给护士清洁病人口腔时造成不便，还增加了呼吸机相关性肺炎的发生率。

2.经鼻气管插管

"经鼻"操作,指经鼻腔(而非口腔)通过声门置入病人气管的方法。与"经口"操作相比,"经鼻"用的导管更细,对咽喉部刺激更小,可保证插管成功率;且经鼻插管更易固定,意外拔管风险更低。病人普遍更容易接受这种操作方法。ICU 医生建议,虽然经鼻气管插管不会影响他们口腔的正常感觉,但经鼻插管病人尽量不要经口进水(进食),尽管有些病人可以直接经口饮食,但还是存在风险。

"经鼻"插管也有其缺点。首先,经鼻插管的管腔要小,所以吸痰的效果稍差;其次,操作难度稍大,医护人员需要一定的技能和经验。"经鼻"操作还会引发鼻腔不适,甚至产生并发症,让一些病人难以忍受。例如,有些病人存在鼻腔畸形、鼻部损伤或手术、鼻道出血等情况,又需要长时间留置插管的话,经鼻气管插管可能不适用。

所以,选择"经鼻"还是"经口",应根据病人具体情况、医疗需求及医护人员的经验技能来综合考虑。

气管切开——打通严重病人的生命线

当病人出现长期的呼吸问题或气道阻塞时,需要实施气管切开术。这里所说的"长时间",一般临床公认为 3 个星期。若病人气管插管时间超过 3 个星期,建议早点切开气管。

气管切开术是一种外科手术，即前文提及的"割喉"——通过直接切开气管上部，在切口处置入气管切开管（也称作"气管造口管"）。

现在 ICU 中有一种改良的经皮气管切开术，它在传统的气管切开手术基础上进行了改良，通过应用扩张器技术，先将气管上的穿刺口扩张，然后置入气管切开管或气管造口管，过程比传统的气管切开术要简单，出血量也少很多。但是，因为没有传统手术的切开止血过程，遇到脖子解剖结构有异常的病人，出血的风险也高于传统手术。

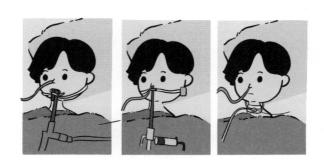

严重病人"呼吸"新选择

经皮气管切开术是在介入医学发展的基础上，对传统气管切开术的一种改进；是将一根穿刺针经皮穿刺至气管，先放置引导金属线，逐渐扩张气管前壁切口，然后置入气管导管的微创技术。

经皮气管切开术是建立长久人工气道的最佳方法。

作为一种简单、迅速的气管切开操作方法，其可直接在病床进行，尤其适合在 ICU 危重病人的床边操作。

这种微创技术，不破坏软骨环本身的环状结构，拔管后病人气管塌陷或气道狭窄等后遗症风险明显降低；而且，愈合后皮肤表面疤痕小，不易发觉。因为气管切开的伤口多在脖子前面，所以也符合很多注重形象人士的需求。

但它也有禁忌证，如气管切开部位存在感染，患有恶性肿瘤、甲状腺增生肥大，气管切开部位曾做过手术（如甲状腺切除术等），出现凝血功能障碍等，都不建议进行经皮气管切开术。建议家属应将病人状况详实告知，方便 ICU 医生评估。

还有一种用于急救的"气管切开术"，就是环甲膜穿刺术。

作为紧急通气的一种操作，其是现场急救的重要技能，常用于呼吸道梗阻、严重呼吸困难病人的急救场景，为进行气管切开术赢得时间。这个操作简便、快捷、有效，大多数医生可在短时间内熟悉并掌握。它的施术过程比经皮气管切开术简单，就是在喉结最突出处的下方凹陷处，即环甲膜所在的位置进行穿刺，快速打开气道。

环甲膜穿刺术常用于急性上呼吸道梗阻、喉源性呼吸困难（如白喉、喉头严重水肿等）、头面部严重外伤、气管无法插管或病情紧急，需快速打开气道等情况；但要严防出血、食管穿孔等并发症。

哪些情况需要"插管"？

很多家属都会问医生："是不是一定要插管？""怎么进了ICU才一天就插管了呢？"其实，气管插管有严格的适应证，医生不会随随便便就插管。

一是因严重低氧血症和／或伴有高二氧化碳血症，需要机械通气的病人，如慢性阻塞性肺病病人；二是自主呼吸突然停止，需要紧急建立人工气道进行机械通气的病人，如需要心肺复苏的病人；三是下呼吸道分泌物过多或出血需反复吸引者；四是意识不清的病人，他们不能自行清除上呼吸道分泌物、胃内反流物和出血，随时有误吸的危险；五是上呼吸道损伤、狭窄、阻塞、气管食管瘘等影响正常通气的病人；六是因神经系统病变，导致中枢性或周围性呼吸衰竭的病人。

此外，因长时间麻醉手术、低温麻醉和控制性低血压手术或部分口腔内手术，需要预防血性分泌物阻塞气道等的病人，也需要气管插管。

插管没有绝对禁忌证。但病人有以下情形时，医生会"思前想后""如冬涉川"，如患喉头急性炎症、有严重凝血功能障碍的病人，若其主动脉弓部位长有巨大动脉瘤或长鼻息肉、鼻咽部血管瘤，则不宜进行经鼻插管。

"拔管"非小事

病人气管插管后是否不能拔掉，就像降压药吃了就不能停?

答案是否定的。如前所说，气管插管是一种暂时性医疗操作，通常在病人需要辅助机械通气或其他治疗支持时进行。一旦病人的呼吸状况改善或不再需要插管支持，医护人员可以安全地将其拔除。

在进行拔除操作时，医护人员通常需要执行以下步骤。

1. 评估病人状况

仔细评估病人的呼吸功能、意识水平、氧合情况和其他相关生理参数;确保病人能够自主呼吸，并没有明显的呼吸困难;各项参数和指标达到拔除气管插管的条件。

2. 通知病人及家属

与病人及家属沟通，告知病人的情况，解释拔除气管插管的理由、可能涉及的不适感，以及再次气管插管的风险。

3. 准备拔管

拔除气管插管前，医护人员会准备所需设备和用品，确保病人口腔干净，备好吸痰器材及氧气供应设备。

4. 拔除过程

气管插管拔除操作要轻柔、谨慎，确保不会损伤病人气道或引起不适。这通常需要一定技巧和手法。

5. 监测和支持

一旦拔管，医护人员会持续监测病人的呼吸频率、氧合情况及其他生命体征，以确保病人稳定且能够维持足够的呼吸功能。

6. 提供护理和支持

医护人员会提供必要的护理和支持，确保病人在拔管后感到舒适，并且在恢复过程中得到支持和安抚。

"拔管"就是轻松拔掉吗？

眼见病人情况稳定好转，一些家属不免问："家人什么时候能拔管？是不是拔管后就代表病情好转，没事了？"其实，拔除气管插管看似只是一个简单的过程，不就是把管子从嘴／鼻子拔出来吗？但 ICU 医生可不敢这么做！

有病人趁医护人员不注意，一把扯出管子，希望"自行拔管后"能舒服一些。于是又要重新插管，造成新的刺激。

且不说拔管过程中可能发生的并发症、拔除后会出现的问题，一个重要前提是，拔管是去除暂时性医疗操作的行为，此时病人的健康状况依然脆弱，甚至没脱离危险期。病人拔管后，由于监护不到位，处理不及时，导致病情恶化的情况并不少见。

如前所说，气管插管上的气囊会堵住声门，很多口水会流到插管的气囊上面——这是潜在危险源。拔管时，要先将气囊中的气体抽出，再把这些口水和痰吸出来，如果处理不善，这些"脏东西"

会向下流到支气管和细支气管，引发窒息甚至肺炎。

还有就是，长时间插管，声门容易水肿；拔管后，声门水肿会堵住气道，引发窒息！有的病人可能插管几个小时，就会出现水肿；一些特殊的手术，如甲状腺手术、咽喉部手术，可能导致气道变形，拔管后引发窒息。

作为 ICU 医护人员，要向家属告知拔管的操作风险。在很多医疗纠纷中，拔除插管后出现并发症进而导致病人损伤的情况，让医患双方都很"受伤"。作为家属，更应该充分认识这当中的风险，认真对待 ICU 治疗的每个步骤。

所以说，气管插管既非一插了事，也不是轻易拔除。过程中，医生密切关注病人状况，及时调整策略。如果病人需要长时间气管插管，医生往往会建议病人做气管切开术。

小贴士：插管不是越久越好

常规情况下，气管插管是一种暂时性医疗操作，长时间插管可能引发一些并发症与风险，包括呼吸道感染、声带损伤、口腔黏膜损伤等。医生会根据病人使用呼吸机的时间、对气管插管的耐受性及治疗进展和康复情况进行评估，如果评估可以拔除气管插管，医生通常会考虑尽早拔管。

插管后不得已吃上"软饭"

人体是一部"复杂而精密的仪器"。气管插管挤占了口腔空间，影响到说话、吞咽等功能，人们于是想到借助胃管或鼻肠管（鼻饲管），暂时解决营养输送问题。

这时候，喂养的东西必须是流质的，不能有太多渣滓、黏稠度不能太高，以免管腔堵塞。相对胃管而言，鼻肠管对营养液的要求更为严格，因为它的内径更细，也更容易堵塞。经胃管注入胃中的营养液，一般采用注射器推注或特殊营养袋/营养泵输送。

气管插管后的病人，暂时无法正常进食，口腔护理和保持湿润非常重要。作者所在科室会使用一些院内制剂，如银荷漱口液（由金银花、虎杖、防风等制成），为病人进行口腔护理。

医生眼中"营养液"的成分比"老母鸡汤"复杂多了，一般是提前预制好的，还有成品的营养制剂。医护人员会定期评估病人的营养需求，监测营养状态，制订适合病人状况的饮食计划，以确保他们获得足够的营养支持。所以，家属不用担心病人在 ICU 的伙食标准。

小小镜子作用大：纤维支气管镜

梁叔因为中风在康复科治疗，人虽然是清醒的，但是咳嗽和吃饭吞咽的能力还是受到影响。一天，他突然感到喘不上气，医生发现他并发肺部感染、呼吸衰竭，气管插管后转入 ICU。在 ICU，他每天的"必修课"就是做纤维支气管镜，经过几天的治疗，他的痰越来越少，肺部感染逐渐好转，最后拔除了气管插管。

纤维支气管镜是 ICU 中常用的设备。这种形似胃镜的内窥镜，相对短而细，能够深入更纤细的气管及支气管，用于检查、诊断和治疗肺部的疾病。

通过纤维支气管镜，可以直接观察到气管、支气管和肺的内部情况，如气管插管位置是否合适、肺部是否存在炎症、出血、异物、肿瘤等病变。除了诊断，ICU 的纤维支气管镜还可用于治疗，如支气管内的痰液清除、气道异物的取出等。

很多家属关心，纤维支气管镜是否像无痛胃镜一样需要签署知情同意书？由于在做纤维支气管镜的时候，同样需要给病人做麻醉，还存在出血等风险，因此需要病人及家属签署知情同意书。

致命的呼吸窘迫

呼吸急促是一种常见症状，常常用来衡量人的心肺功能。例如，非专业运动员或跑步爱好者一口气跑完 800 米，会出现气喘吁吁、缓不过劲儿的呼吸急促症状，稍事休息就能缓解，但这不是 ICU 医生担心的急性呼吸窘迫综合征（ARDS）。

ARDS 是一种严重肺部疾病，主要由感染、创伤、烧伤、化学物质接触或其他疾病引起，表现为呼吸急促、困难、低氧血、呼吸衰竭等症状。它的出现，表明人体发生严重炎症反应，肺泡充满水，免疫防线正在进行殊死搏斗。

命悬一线，紧迫万分！

即便在ICU，治疗ARDS也必须"火力全开"，疾病的凶险程度可想而知！这时候治疗措施得"战斗值拉满"。例如，使用无创或有创呼吸机，对于一般病人，40%的氧浓度基本足够，而对于ARDS病人，呼吸机给氧浓度起码50%以上，有时甚至需要100%纯氧支持。如今最先进"人工肺"技术——体外膜肺氧合（ECMO）也很有可能派上用场。

一旦并发ARDS，救治难度明显增加，进一步恶化会导致病人全身多器官衰竭，后续治疗难度更大，家属要有充分的思想准备。此外，ARDS病死率非常高，研究显示，ARDS病人在医院的病死率为35%~46%。

ARDS愈后者的肺功能会比生病前明显下降，另外还有长期的生理、心理和认知功能障碍，以及肌无力、疼痛、疲劳等，导致生活质量下降。康复之路道阻且长，不仅需要家庭成员共同面对，更是一个社会性议题。家属要鼓励和帮助他们进行肺部康复锻炼，重构生活自信。

中医药有不少促进肺部康复的良方，后文将逐一介绍。

不止"伤心"更"伤肺"

因车祸或严重外伤造成肺部损伤，这不难理解。ICU 的病人"足不出户"，甚至"人不离床"，外伤更是无从谈起，多数病人却出现了急性肺损伤，必须靠呼吸机维持，这又是为什么？

急性肺损伤是 ARDS 的前期阶段。病因与 ARDS 一样，感染、创伤、毒性物质吸入、病理产科疾病等都可造成肺泡上皮细胞和微血管内皮细胞损伤，引发低氧血症、呼吸窘迫。家属请注意，大量输血也可能造成急性肺损伤，医学上称之为"输血相关的急性肺损伤"。

如果 ICU 医生说："您家属有肺损伤了。"千万不要感到奇怪，这在 ICU 是很常见的。

"躺平"不行，得趴着

王叔在 ICU 插了气管插管并上了呼吸机，经过治疗后肺部情况没有明显好转。医生告诉家属，由于王叔是重症 ARDS，需要给他做俯卧位通气治疗，就是让他趴在床上使用呼吸机。家属开始以为听错了："病人不都是躺在床上的吗？没听说还要让人趴着的。"

俯卧位通气，即让使用呼吸机的病人处于俯卧的体位，以改善其肺部的氧气供给、血流供给，且更好地廓清气道，改善病人呼吸情况，是治疗中重症 ARDS 病人的重要手段之一。每天实施的时间由几小时到十几小时不等。

俯卧位通气因为无创、经济可行等优点，在 ARDS 的治疗中，受到越来越多人的关注。国家卫健委在《重症医学专业医疗质量控制指标（2024 年版）》中，将 ARDS 的俯卧位通气实施率作为考核 ICU 的一项指标，可见其重要性。

因为俯卧位不是常规的生理体位，且 ICU 病人身上的管路多，在实施过程中容易造成压力性损伤（压疮等）、脸部水肿、食物反流、误吸、低血压等并发症，所以需要家属知情后同意才能实施。为了规范俯卧位的治疗，减少并发症，中华医学会和中华护理学会分别制订了俯卧位通气的规范化流程和标准，以促进俯卧位通气的规范化实施与管理。

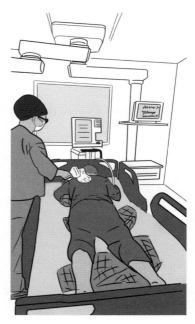

必不可少的"负压病房"

周伯因为低烧、咳血，被诊断为肺结核，且处于传播阶段。医生告诉他不能住普通的 ICU，要去专门的负压病房接受治疗，避免传染给其他病人。

负压病房指病房内的气压低于病房外气压的病房，适用于抢救重型呼吸道传染性疾病病人。国内很多医院已建有负压病房。

负压病房的好处有很多。一是利用负压原理隔离病原微生物，同时将室内被病人污染的空气经特殊处理后排放，避免污染环境。二是通过通风换气与合理的气流组织，稀释病房内病原微生物浓度，并使医护人员处于有利的风向，确保工作环境安全。

普通 ICU 病房采用的是层流系统或新风系统。

层流系统指采用层流空气净化手段，对空气中的微生物、颗粒物进行高效过滤，达到恒温恒湿、低菌落数的技术，能够有效降低病人术后感染风险，提高治疗效果，尤其对免疫力低下、抵抗力差的病人具有显著的临床意义。新风系统对传统的通风系统进行了改进，将室外新鲜空气引入室内，通过加热、降温、过滤等手段，使室内空气更加清洁、舒适，有效地达到通风换气的目的，但洁净程度低于层流系统。

一个流感花这么多钱！

2018 年，一篇名为《流感下的北京中年》的文章引起关注，作者讲述了家属感冒并发肺炎进入 ICU 抢救的故事。关于 ICU 的费用，文章写道："每日 8000~20000 元，我们要努力挣钱。"在故事发生地北京朝阳医院——国内顶尖医院的 ICU，对这个费用标准，ICU 医生并不感到震惊。

流行性感冒（流感）是由流感病毒引起的一种急性呼吸道疾病，属于我国丙类传染病。流感不是"大号感冒"，不同于"自我疗愈"的感冒，它会对人体进行无差别攻击，严重程度超乎人们想象。复旦大学附属华山医院感染科主任张文宏认为："如果说流行性感冒是老虎，那么普通感冒连兔子都不是，可能就是苍蝇。"

流感载毒量大、传染性强、重症率高，加之病毒容易发生变异，严重危及病人生命安全。发病之初，病毒还在上呼吸道活动，就会引发高热、乏力、头痛、肌肉酸痛等全身性症状，呼吸道症状相对较轻。一旦病毒冲破喉部，进入下呼吸道，情况会迅速恶化，引发肺炎。

人类历史上数次大规模暴发的流感，堪称全球性灾难。如今，流感疫苗能有效预防疫情蔓延，但有效治疗药物依然缺乏，病毒性肺炎治疗难度大。研究发现，全球每年有 300 万 ~500 万流感重症病人，导致 29 万 ~65 万人死亡。

病情发展到重症流感，会导致全身性炎症反应，诱发 ARDS 或多器官功能衰竭，常说的"大白肺"就出现了，病人此时肺损伤、肾损伤等情况无可避免。肾损伤的有效治疗手段是血液净化治疗，肺损伤的终极"武器"是体外膜肺氧合（ECMO）治疗。这些治疗措施费用十分昂贵，通常按时间收费。可见，治疗重症流感花费几十万元并不奇怪。

流感千万别"硬扛"

流感病毒主要通过飞沫传播，如咳嗽、打喷嚏等方式将病毒传播给周围人群。家庭是预防流感的第一道防线。

第一，经常开窗通风，保持室内空气流通，新鲜空气可以稀释和排出悬浮在空气中的病原体，减少感染机会。第二，讲究个人卫生，勤洗手，而且要使用肥皂或洗手液，用流动水洗手，确保双手每个部位清洗干净。第三，减少用手触摸口鼻眼等部位，不让病毒进入体内。第四，保证充足的睡眠，合理饮食，适量运动，增强身体免疫力。第五，不往人群密集、空气流通不畅的地方扎堆，易感人群在搭乘公交、地铁时应佩戴口罩，减少与他人近距离接触。

为了对抗流感这只"老虎"，流感高发季节前接种流感疫苗，可以显著降低感染风险，特别是一些特殊人群，如老年人、儿童、孕妇、慢性病病人等，应该积极接种流感疫苗。

考虑到流感病毒极易变异，每年流行的病毒毒株都不一样，在流感多发季节前 1~2 个月接种为佳，以使疫苗发挥最大作用。接种疫苗后，需留院观察 30 分钟以上，以应对可能出现的发烧、头痛、腹痛、腹泻等症状。

别以为流感扛一扛就过去了，应该及时就医。后续治疗，应保持环境安静、室内空气清新，饮食以清淡、易消化为主，适当增加蛋白质和维生素摄入，提高身体免疫力。

不建议用抗病毒药物预防流感。近几年推广的奥司他韦等药物，不应滥用。特别是有基础疾病者和特殊人群，如得了流感，应慎重进行所谓的"自我治疗"，以免造成严重后果。

哮喘的老毛病，致命吗？

冬天是流感多发季节，闻叔出现胸闷、喘不上气等情况，在医院急诊科接受常规治疗后，突然陷入昏迷，紧急转入 ICU。经过检查发现，他的肺部感染不算严重，但与其他病人不同，他血液中的二氧化碳很高（二氧化碳潴留），使用呼吸机后，很快清醒过来。仔细询问得知，闻叔有疑似哮喘病史，但没有接受过系统治疗。

哮喘又称支气管哮喘，主要表现为胸闷、气短、心率加速等，作为一种常见呼吸道疾病，病程长、易反复，总体控制率不理想。

根据流行病学研究，随着环境问题日益严重，环境中所含过敏原／感染原增多，促发了哮喘疾病。

全球约 3 亿人患有哮喘，每年有数十万人死于哮喘相关疾病，这与哮喘长期控制不佳、最后一次发作治疗不及时有关。

我国 20 岁及以上人群哮喘患病率为 4.2%，全国患病人数为 4500 多万人，且患病率呈逐年增长趋势。一般认为，年轻人（包括儿童）是哮喘患病高发人群，老年人哮喘患病情况同样不容忽视。65 岁及以上老年人中，男性哮喘患病风险要高于女性，吸烟、超重和肥胖是老年人哮喘发作的关键因素。

放任哮喘持续发作而不加以治疗，会发展成重症哮喘。此时病人气道将出现严重收缩的状态，呼吸功能障碍进一步加剧，出现二氧化碳潴留（如前例所示）、低氧血症、不同程度的呼吸衰竭等危急重症症状。若得不到紧急抢救，病人呼吸衰竭会持续加重，直至危及生命。

重症哮喘一般有这些症状：呼吸困难、暴冷汗、四肢冷、口唇发绀等。病人呼吸频率 30 次／分钟以上、心率 120 次／分钟以上，伴有程度不同的肺部哮鸣音及咳痰症状，可能就是重症哮喘。这时候，需要立即拨打 120！

另一种常见情况是，因为支气管过于狭窄或被大量痰堵塞，哮鸣音会减弱或消失，称之为"沉默肺"，这是哮喘极严重的表现。

重症哮喘治疗中，通常采用"激素＋抗生素＋呼吸机"组合拳。无创呼吸机和有创呼吸机，都是治疗重症哮喘的有效手段。

特别是使用有创呼吸机后重症哮喘病人镇静下来，其全身神经肌肉"松弛"了，收缩的气管也就松开了。

哮喘不能根治，但也别灰心

哮喘被 WHO 列为四大顽症之一，许多病人反复发作，严重者将被收入 ICU。如何预防哮喘发作，减少住院次数，成为哮喘治疗的着力点。

经过长期规范化治疗和疾病管理，80% 以上病人实现临床控制，基本不影响正常生活。例如，吸烟病人一定要戒烟；人们超重／肥胖率逐年上升，日益成为哮喘防治的障碍。对肥胖或超重的哮喘病人，应进行积极干预，通过限定饮食和适量运动合理减重，以更好地控制哮喘。

防治哮喘的中医良方

许多西药可以预防哮喘发作，但对一些重症哮喘、难治性哮喘效果并不理想，影响了病人的生活质量。

中医药预防哮喘发作具有较好的临床疗效，可减少口服糖皮质激素用量、哮喘急性发作次数、急诊及住院次数，减轻病人症状，且不良反应较少、安全性高。两千多年前《黄帝内经》记载的"喘鸣"，与哮喘发作特征相似，为后世辩治提供了理论依据。中医理论认为，哮喘病人体内常常存在"本虚"的因素，在平时哮喘不发作的情况下，应进行益气扶正。

哮喘分为急性发作期、慢性持续期、临床缓解期。预防发作，主要在缓解期。

此时病人多表现为肺脾气虚，包括气短不足以息、痰多质稠色白、语言无力、倦怠食少、食油易腹泻或大便不实、舌淡、苔白腻、脉弱等症状。治疗上宜补肺健脾，止咳化痰。临床医学运用"培土生金"的方法治疗哮喘，取得了显著疗效。

最常用的方剂是六君子汤。由党参、白术、陈皮、茯苓、半夏、甘草组成，具有补脾益气化痰之功。此外，麦门冬汤、参苓白术散也对哮喘缓解期的治疗有作用。

除了肺脾气虚，肾虚也会导致人体免疫功能紊乱，加重哮喘发作。补肺益肾的常用方剂为加味肾气丸，由地黄、山萸肉、山药、桂枝、附子等组成。阳虚明显，加补骨脂、淫羊藿、鹿角片；阴虚者，去温补之品，配麦冬、龟甲胶。

中医外治法也可以改善哮喘发作。

研究发现，灸法对防治哮喘在缓解期再次发作具有较好效果，如隔姜灸、化脓灸等。穴位贴敷，以中医脏腑和经络理论为基础，运用辨证选穴的方法，将配置的药物贴敷在病人的穴位，达到祛除病因，调节脏腑、固本培元的效果。除了膏药贴敷，天灸贴敷也是常用方法。例如，三伏贴属于外治法"天灸"的一种，体现了冬病夏治原则。三伏天进行天灸治疗可以减少哮喘发作。

对于小儿哮喘，推拿也是中医诊疗特色，在《五十二病方》已有记载。儿童形体娇嫩，对外界刺激敏感，运用推拿手法对特定部位和穴位进行按摩，使其受到不同程度的刺激，从而起到预防和治疗疾病的效果。

慢支肺气肿的抗生素疗法

慢支肺气肿病人，特别是诊断为慢性阻塞性肺病（COPD）的病人，需要反复住院，最终会进入 ICU 接受无创／有创呼吸机治疗，病情好转出院后，再次进入 ICU 时，都要使用高档抗生素甚至限制级抗生素。家属经常问："为什么家人进了 ICU 之后，每次都要用那么高档的抗生素？！"

1. 肺部结构的破坏和细菌的定植

慢支肺气肿属于结构性疾病——病人的肺器官发生结构性不可逆损伤。气道纤毛功能受损、管壁结构扭曲等，造成肺和支气管无法把痰完全清除，细菌在肺部定植（孳生），演化出复杂病变，引发反复感染等恶性循环。因此，反复的住院治疗会进一步加剧定植细菌耐药性，普通抗生素难有效果。

2. 呼吸机的使用

呼吸机在维持病人生命的同时，也会损伤气道黏膜，影响下呼吸道黏膜防御和保护机制。研究发现，使用呼吸机超过 7 天，会导致肺内细菌耐药性明显上升。而病人出院后，还需要口服一段时间的多种类抗生素。这都造成病人肺内细菌的耐药性更强。

在慢阻肺病人诊疗指南中，ICU 医生建议，该类病人入院时要考虑细菌的耐药性，建议使用对耐药细菌有一定作用的抗生素。

"超级细菌"超级且可怕

超级细菌（Superbugs）的出现，与人类滥用或不当使用抗生素相关，包括在医疗和畜牧业中过度使用抗生素。由此可见，超级细菌既是一个病理学问题，也是人类活动的副产品。

超级细菌对现有抗生素产生抗药性，其生存和繁殖不受抗生素环境影响，可携带一种或多种抗性基因，只要条件适宜，会通过分裂方式大量繁殖，并通过空气、水等媒介四处扩散。

超级细菌的存在和传播对全球公共卫生构成了重大挑战。它增加了医疗感染风险，延长了住院时间，提高了医疗成本，导致了更高的病死率。超级细菌的治疗难度大，需要使用抗菌谱更宽或效果更强的抗生素。这些药物往往副作用更大，治疗难度更高。

2017 年，WHO 列出 12 种对人类健康危害最大的耐药菌，其中鲍曼不动杆菌、铜绿假单胞菌和肠杆菌被列为"极大危害"级别。数据显示，每年有超过 100 万人因感染各种耐药菌而丧命。如果情况得不到有效控制，到 21 世纪中叶，每年因感染耐药菌的死亡人数可能飙升至 1000 万。

入住 ICU 的病人多为危急重症，合并多种基础疾病，免疫力低下，加之接受较多的抗生素治疗和频繁的侵入性操作，也让 ICU 成为感染超级细菌的高发环境，多重耐药菌的发生率明显高于普通病房。很多长期在 ICU 住院的病人，容易感染超级耐药菌，导致感染难以控制，甚至死亡。

有效控制和防范超级细菌是我们共同的责任。行动起来是关键，如在医生指导下使用抗生素，避免自行购买和滥用；提高医院感染控制标准，特别是手术室和 ICU 等高风险区域；教育公众了解抗生素，提高全社会对抗药性的认识和防范意识。

有痰咳不出，医生有办法

咳嗽是最重要的呼吸系统保护性反射之一，可清除较大气道中过多的黏液和异物，确保气道通畅。

健康成人每天都会不断产生痰，痰中包裹了大量有害物质和病原微生物，人体会通过气道黏液纤毛摆动或咳嗽将其排出，防止堵塞和感染。而 ICU 病人受脑血管病变、镇静镇痛药物等影响，造成咳嗽能力下降，气道分泌物潴留。

为了促进病人排痰，医生会使用一些化痰药。有一种盐水雾化，常常引起家属的质疑："这里面什么药都没加，这样雾化有用吗？"这里使用的并非普通生理盐水，而是高渗盐水，针对无痰或少痰病人，可诱导痰液生成，并引发咳嗽。

除了药物，指导病人有效地咳嗽也非常重要。例如，坐姿咳嗽，病人坐起，身体前倾，先深吸气，短暂屏气，收缩腹肌，张嘴快速进行有效地咳嗽，用力将痰液咳出；继续深吸气，重复上述动作 2~3 次。如果病人无法坐起，可以抬高床头并将病人的膝盖略弯曲，双脚撑住床面，进行咳嗽。

除了后文将提到的拍打振动排痰，还有一些振动排痰仪，利用体外的振动装置，或者穿戴合适型号的可充气背心，根据病人耐受性设置频率、强度振动胸廓，促进痰液排出。

还有许多便携式振动排痰装置可供选择，如 Acapella。这是一种由咬嘴、基座、配重杆和磁铁构成的装置，与其他排痰装置比较，它操作简便、不受体位约束，对肺囊性纤维化、支气管扩张症、慢阻肺、胸外科术后等肺部疾病的祛痰作用得到广泛认可，值得临床推广。总而言之，这些气道廓清技术能改善病人氧合情况，缩短呼吸机使用时间，改善呼吸效果，缩短病人在 ICU 的治疗时间。

护士干吗总"拍打"病人

八十高龄的马老伯是一个老烟民，患上慢支肺气肿后，每年急性发作便会入院治疗。这次的情况比较严重，直接住进了 ICU。马老伯总感到痰卡在喉咙里，就是咳不出来。护士每天会给他拍背，又拿来吸痰管，痰吸出后烦恼就解除了。

一些家属见护士给病人拍背时，会发出很大的声音，误以为是在"体罚"病人，这其实是在帮助病人排痰。

长期受肺病折磨，慢性肺气肿病人普遍营养状况差，体质虚弱到"咳喘无力"，不免让人忧心。这是因为病人的呼吸系统（从气道到肺部）发生系统性病变，炎症反应持续加深，自主咯痰能力慢慢丧失，气道积聚大量分泌物，表现为无法把痰咯出。

ICU 病人的肺部病变复杂，无力咳痰，很多时候需要拍背、吸痰。而长期昏迷的病人，咳嗽和吞咽能力几乎丧失，容易导致痰阻塞或胃部反流引发感染，帮助吸痰是救命之举。

拍背大有讲究。例如，使用空心拳叩击病人背部，定期帮病人拍背，拍背时应从外到内、由下至上，有规律地进行，同时做好吸痰护理；一边拍背，一边观察病人情况，必要时可使用肺部治疗仪、雾化器等，促进吸痰。此外，因为是空心拳，所以拍打声听起来会大一些。

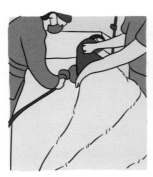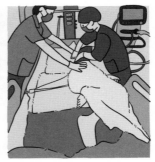

都"咳血"了，很危险吧！

咯血是常见的影视剧桥段。如《神雕侠侣》中，小龙女思念杨过心切，突然旧伤复发，吐出一口鲜血后昏迷过去；而《红楼梦》中，林黛玉常常咯血，最后郁郁而终的情节更让人印象深刻。

咯血指咳嗽时口腔、咽喉或痰液中带血的症状，可由多种原因引起。如果出现大咯血，则具有较高危险性。

引发咯血的原因包括感染性疾病，如肺部感染（肺炎、支气管炎）、结核病等；呼吸道问题，如支气管扩张、支气管炎、肺气肿等；肺部或支气管肿瘤，特别是恶性肿瘤。此外，有时候外伤、血液凝块、特定药物或肺栓塞等也可能导致咯血。

一般来说，咯血伴有以下症状，可能是大咯血的危险征兆，应该立即就医！例如，呼吸急促或气短、咳嗽持续时间长或频繁、胸痛、头晕或虚弱、发热或全身不适。

大咯血是严重病症，及时寻求医疗建议和诊断非常重要！医生会进行相关检查，如胸部 X 线、CT 扫描、支气管镜检查等，以确定咯血的确切原因，并制订治疗方案。

突发大咯血，掌握一些紧急处理措施十分必要。

（1）保持镇静。尽量保持冷静，以减少焦虑和恐慌引起的心率增加和血压升高，有助于减缓出血速度。

（2）姿势调整。让病人保持坐直姿势，可以稍微前倾，托住其身体，以免血液大量流入气道。

（3）清除口腔血块。如果病人口腔内有血块，可使用少量清水漱口或小口喝水，不要剧烈漱口或大量喝水，以免刺激更多出血。

（4）提供氧气（如果可行）。家中如有氧气供应设备，可以让病人吸氧，有助于病人拥有足够氧气供应，减轻呼吸困难。

（5）避免吞咽血液。劝告病人尽量避免吞咽血液。吞咽血液可能引起呕吐或恶心，导致胃部不适，受到进一步刺激。

（6）立即就医。感到出现大量咯血症状时，立即拨打急救电话或前往附近医院就医。即使症状稍有缓解，仍应坚持就医，因为咯血可能是严重疾病的症状。

（7）观察病人症状及情况变化，特别留意是否有呼吸急促、头晕、虚弱、胸痛等，直至急救人员到达。

慢性咳嗽很受伤

咳嗽是一种常见的呼吸道症状，可以清除呼吸道异物和分泌物，本是有益的。但如果一个人不停地咳嗽，由急性转为慢性，就会造成很大的痛苦。由于慢性咳嗽的病因复杂多样，应该及时就医。

慢性咳嗽的病人是很痛苦的。

在发达国家，慢性咳嗽的发病率为 10%~20%，其危害主要是应激性尿失禁、睡眠障碍、胸痛等并发症，还会造成病人焦虑、抑郁等心理创伤，产生社交障碍（如社交焦虑 / 孤立），降低生活质量。

有一种咳嗽更得小心，那就是咳嗽变异性哮喘——导致儿童咳嗽常见病之一。咳嗽变异性哮喘与免疫功能相关，一般抗生素治疗无效，需采用支气管扩张剂才能缓解症状。发病时症状不典型，以咳嗽为主，加之通常出现在晚上，如果处理不及时，可能导致呼吸困难加重，引发严重后果。

患儿家长应特别注意，冬春季节、气温骤变的时候，尽量别让孩子感冒，减少外出次数；平时家中经常通风换气，衣物勤换洗。

小贴士：佩戴口罩的讲究

呼吸道疾病高发季节，建议佩戴口罩出门。比如，搭乘飞机、火车、地铁、公交车等公共交通工具，或进入超市、电影院、电梯等密集场所。老年人、慢性基础疾病病人及孕妇更要保护好自己。当感冒或者有呼吸道症状时，在与他人共处，进入养老机构、社会福利机构、托幼机构等脆弱人群集中场所时都需要戴口罩。

但进行体育锻炼，处于露天广场、公园等室外场所时，不建议戴口罩，特别是 3 岁及以下婴幼儿。

"咳个不停"别不当回事儿

秋冬季节除了流感高发，其他肺部疾病同样来袭。这时候的医院走廊，听见最多的就是"咳咳咳"的声音。但是，除了流感和普通肺炎，还要警惕支原体肺炎。

支原体肺炎是由支原体感染引起的肺部急性炎症，是一种秋冬季流行的传染病，感染潜伏期通常为 2~3 周，主要通过飞沫 / 空气传播，高发于婴幼儿、老年人和免疫力低下等特殊人群。因为早期支原体肺炎症状不明显，病人很难将其与普通感冒区分开来，容易延误最佳治疗时机。一旦发展至重症阶段，将危及生命安全，病人需要进入 ICU 治疗。

咳嗽是支原体肺炎的主要症状，症状开始时较轻，像普通感冒一样出现轻微咳嗽、喉咙痛、低烧等，随着病情加重，转为以干咳为主的咳嗽——无痰或少痰，咳嗽过程持续较久，夜间咳嗽尤其严重。婴幼儿表现为喘憋和呼吸困难。多数病人会有发热、头痛、畏寒、咽痛、胸痛、全身不适等症状。严重者可引发心肌炎、肾炎、脑膜炎等。

现已证实，支原体肺炎对呼吸道持续带来伤害，破坏呼吸道黏膜细胞组织，诱导特异性免疫变态反应，导致免疫功能紊乱，最终发展成慢性咳嗽，"一直咳个不停"。确诊支原体肺炎后，应第一时间使用杀灭肺炎支原体的抗生素（具体遵医嘱），有效遏制慢性咳嗽的发生。

中医认为，这种咳嗽由感冒引起，感冒后咳嗽的病因病机，可能由于素体本虚，邪气留恋不解，或脏腑失于常度，少阳枢机不利，抑或燥邪郁久伤阴等原因导致，具体要辨证论治，对证治疗。在后文将具体介绍。

基因检测赋能 ICU 治疗

李伯不明原因发热，一直没有好转，转入 ICU 后，医生给他做了肺泡灌洗，收集的肺泡液体送去了病原学培养，却一直没有培养到细菌。经家属同意后，做了宏基因测序，发现是罕见的肺孢子菌感染。用药两天后，李伯的烧退了。这是因为，一般的细菌培养受留样、环境、抗生素等影响，培养细菌的阳性率不太理想，不便于精准治疗。宏基因测序较好地改进了这一状况。

几年前，如果提起检测基因，大多数人可能会觉得"有点扯"。随着生命科学技术发展，基因的强大作用被逐渐认识。ICU 常用到的宏基因组学二代测序，直接从痰、血液或其他样本中提取 DNA 或者 RNA 片段，与基因库进行对比，经过一系列算法，找到相关病原菌。作为一种新型检测手段，宏基因测序技术近年来逐渐发展成熟，与传统检测方法相比，在敏感性、特异性方面具有显著优势，不受抗生素使用的影响。

以前，做一次宏基因测序就要花费几千元，随着技术进步，特别是病原靶向测序（tNGS）的普及，基因测序的成本明显降低，在很多病人家庭所能承受的范围之内。

离开呼吸机？有时没那么容易！

ICU 病人长时间使用呼吸机，会引发膈肌功能下降，并发排痰困难、呼吸肌萎缩、肺部感染等问题，对呼吸机产生依赖导致脱机困难。不要着急，可以尝试以下措施。

1. 早期康复训练

除了本书介绍的四肢关节活动训练、肌力训练、半卧位、坐位训练等，还有一些方法同样适用，如腹式呼吸训练，在训练过程中病人与康复师进行适当对抗，锻炼呼吸功能。

2. 膈肌电刺激疗法

体外膈肌电刺激，指在病人膈神经体表投射点贴上电极片，采用功能性电刺激提升膈肌功能，增加病人肺活量，提高呼吸功能，改善肺呼吸间气体交换，促使病人膈肌功能好转。该项技术无创、操作简便，具有较高的安全性。同时，配合早期康复训练可以进一步增强效果，帮助病人脱离呼吸机。

3. 预防营养不良

重度营养不良，如低蛋白血症，会让病人出现负氮平衡，导致呼吸肌萎缩，呼吸肌收缩能力下降，让呼吸机治疗时间延长，造成脱机困难。电解质紊乱（钾、钙、镁水平）也会影响心肌及呼吸肌的能力。

4. 心理干预措施

心理干预不可或缺，如采用积极心理疗法，与病人及其家属建立同盟关系，针对病人的心理和情绪问题寻找解决方法，可以提高病人的自尊心和自信心。

"呼吸机依赖"的中医疗法

中医实践表明，许多方法可以提高病人的脱机概率。如补脾益肺法。中医认为，呼吸衰竭属于喘证的范畴，与肺、脾、肾相关。脾属土，肺属金，脾为肺之母，土能生金，肺所主之气源于脾，肺气不足多与脾胃虚弱有关，脾运的强弱决定肺气的盛衰，肺病日久可累及脾脏。

脾气健运，肺气得充，肺之呼吸动力得以提高，呼吸肌的肌力得以恢复。六君子汤、补中益气汤等方剂对呼吸肌无力的脱机困难病人有很好的疗效。中医认为"肺与大肠相表里"。便秘会导致腹内压力升高，影响呼吸功能。这就好比，胡吃海塞顶到胃了，会感觉呼吸困难。所以，当脱机困难的病人出现便秘时，需要积极处理，中医的大承气汤有这样的功效。

外治法和运动疗法也可以提高脱机率。

针灸是我国传统医学的重要组成部分。对于脱机困难病人，配合针灸治疗，可以达到提高肺通气量、促进有效气体交换、改善呼吸功能的效果，可辅助治疗脱机困难。

八段锦作为传统健身良法，融合了中医经络、阴阳五行学说。练习八段锦可以集中精力、调节呼吸，达到"心全于中、形全于外"的和谐状态，有效改善病人的心肺功能，有利于脱机。

第三章

人体的发动机

认识心脏类重症

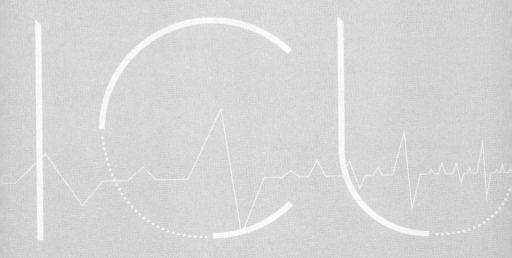

"胸口痛"黄金 30 分钟

胸痛是常见的临床症状，粤语描述为"心口赤赤"，可能是多种急症的前兆，如果抢救不及时，会直接危及生命。心脏病、肺部疾病、消化系统疾病甚至皮肤疾病，都能引起胸痛。

胸痛本身不会对人体造成伤害。由于造成胸痛的原因复杂多样，包括急性冠脉综合征（ACS）、主动脉夹层、肺栓塞（PE）、气胸、心包炎、心包填塞和食管破裂等，不少是危及生命的病症，如果不能及时识别、抢救，就算进入 ICU，也可能回天乏术。

正因为胸痛的危险性高，全国各地对胸痛的规范化诊疗进行了普及，甚至有传言说，山东设立了"中国胸痛大学"，后经证实，胸痛大学只是一个学术组织，目的是普及胸痛救治知识，面向人群既包括医务工作者，也包括广大民众。

了解胸痛知识有助于必要时寻求紧急医疗帮助。可能导致胸痛的常见情况如下。

1. 心脏问题，30 分钟生死劫

心绞痛或急性心肌梗死，是因为冠状动脉狭窄，导致心脏缺氧

诱发的疼痛，常常在进行体力活动或情绪紧张时发生。心绞痛一般发作时间少于 30 分钟，急性心肌梗死则更为严重，带来持续压迫感或疼痛感，通常发作发作时间在 30 分钟以上。

2. 胸部大血管问题，疼痛异常剧烈

主要是主动脉夹层——主动脉血管壁出现破裂，血管内血液进入撕裂的血管壁缝隙。可以想见，血管被撕裂，其疼痛程度肯定是异常剧烈的。

3. 肺部问题，伴有缺氧的情况

气胸（肺破损）、肺炎或支气管炎，伴有咳嗽和发热。最严重的是肺栓塞，即肺血管阻塞，引起肺循环障碍，通常伴有缺氧的情况。

4. 其他常见诱因

消化系统疾病、情绪或心理问题、带状疱疹等皮肤病，也会诱发胸痛。而一些年轻人受胸闷压迫的困扰，可能是由于肋软骨炎，多与生活习惯有关，没有针对性的治疗方法。

如果胸痛伴有以下症状之一，如胸痛或压迫感持续 30 分钟以上且不能缓解，尤其当这些症状还伴有呼吸困难、出汗、恶心或晕厥时，千万大意不得，ICU 医生强烈建议立即呼叫急救车或前往最近急诊室。

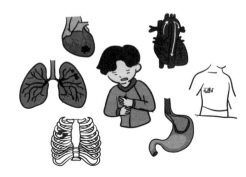

头号杀手：心肌梗死

王叔是一个球迷，看完一场世界杯比赛后，他感到胸口憋闷，开始以为是心仪的球队输了球，心生郁闷，后来大汗淋漓，便拨打了120。结果被直接送入"胸痛中心"绿色通道，最后诊断为心肌梗死（心梗）。

冠状动脉是心脏的供血血管。急性心肌梗死是因冠状动脉急性阻塞，心脏长时间缺血导致的心肌坏死，心脏丧失正常功能，是一种危及生命的急症，常常伴有心律失常、心力衰竭、心源性休克、心脏破裂等并发症，死亡率很高。

在我国，心脑血管疾病约占死亡原因的40%，是居民健康的头号杀手。心肌梗死是常见死因。

人到中年，面临生活和工作压力，如果长期处于身心紧绷的状态，肾上腺素分泌持续增加，存在急性心肌梗死的风险。受不良生活方式影响，心梗发生率逐渐呈年轻化趋势。

心梗症状主要表现：胸骨后压榨性疼痛，就像一块大石头压在胸口，一般在心前区，持续时间可达30分钟以上，且不能缓解，有时向左肩、左臂放射；也有些不典型的表现，如牙痛、心慌，甚至突然晕倒。

情绪变化和寒冷是急性心肌梗死的重要诱因。对老年人来说，应调适好情绪和注意天气变化。心梗发作时，及时拨打120或到急诊科，同时保持安静休息的状态。对于有病史的家庭，应遵医嘱常备硝酸甘油、救心丹、速效救心丸等。

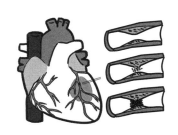

目前，心梗抢救方式主要有急诊介入、药物溶栓、保守治疗等，医生会根据病人情况进行选择。无论采取哪种治疗，都要抢时间，这是命悬一线的生死博弈。

要知道，当前医学水平，心肌坏死——永久性功能丧失，是不可能再生的，无论选择哪种治疗方式，都要抓住病人生命"黄金时间"，尽可能缩小心肌坏死的范围。

如果心梗得不到抢救，会发展出心脏破裂、心脏衰竭等并发症，导致死亡。对于未做介入或搭桥的心梗病人，发病后一个月内必须注意休息、绝对卧床，清淡饮食，保持情绪稳定，大便通畅。

主动脉夹层有多危险

主动脉，也叫大动脉，是人体最粗大的动脉管，也是从心脏向身体各处输送血液的主要导管，压力非常高。正是因为心脏这个人体发动机及其输血系统永不停歇地流水线作业，才确保了生命不息。

主动脉壁有三层，内膜、中膜和外膜，就像洋葱一样，一层层贴得很紧，但是，因为长时间的动脉硬化或者遗传等因素，主动脉变得脆弱；如果再碰上血压突然升高，动脉壁内膜就会出现破口，血液通过破口进入动脉壁形成血肿，并进一步剥离主动脉的内膜和中膜，血液再填入其中，就会形成夹层。如果得不到及时治疗，主动脉夹层会继续撕裂，最终导致主动脉破裂。由于全身供血血管都是从主动脉分出的，主动脉撕裂会造成分支血管受损，导致脑、心脏、肾脏、肠道等重要器官供血受影响，引起器官损伤或衰竭，病人轻则致残，重则致死；如果主动脉的外膜破裂，病人将在几分钟内死亡。

主动脉夹层是一种严重且危及生命的疾病。

由于院前死亡及误诊等因素影响，主动脉夹层的发病率和病死率可能被低估，我国城市每 10 万人当中有 2.8 人左右发病，男性发病率明显高于女性。主动脉夹层发病具有季节性特征，冬季（12月前后）出现高峰，夏季（6 月前后）为低谷。发病高危人群包括高血压病、高龄、主动脉粥样硬化和遗传性血管病病人等，以男性居多。

主动脉夹层的院前及院内病死率很高。除了药物治疗，夹层最关键的治疗就是外科手术和介入治疗。

主动脉夹层病人的院前病死率达 18%，院内病死率为 13%~28%。未经手术治疗的急性 A型主动脉夹层病人发病 24 小时病死率每小时增加 1%~2%，发病一周的病死率超 70%。

谁都能休息，心脏可不行

文学作品习惯以"心脏停止了跳动"表示死亡。虽然医学上这并非绝对准确，但是，人的心脏一旦停止跳动，情况确实濒危。

心搏骤停是人类死亡的主要原因之一。

由于其高发病率、低生存率和不可预测性，心搏骤停发病率也很高，在欧洲国家，每 10 万人当中有 84 人发病，抢救的成功率仅有 10% 左右。我国心搏骤停病发率逐年升高，成为国民健康一大挑战。虽然高达 80% 的心搏骤停病人都有现场目击者，但绝大多数病人撑不到急救人员到来。这是因为急救反应时间每增加 1 分钟，心搏骤停的存活率便降低 5%~10%。

ICU 医生经常遇到的场景是，很多家属说："电视剧中的心搏骤停病人，都救活过来，最后出院了……"人们通常认为心搏骤停的病人拥有接近一半的存活率。现实却是，它的抢救成功率仅有 10% 左右。

发现有人心脏停跳，最好的办法是进行心肺复苏术，也就是胸外心脏按压。一般认为，人类心跳停止 3 秒会出现黑蒙（眼前发黑，看不见东西），5~10 秒后晕倒，15 秒钟后昏迷或抽搐，1 分钟左右出现瞳孔散大，心跳停止 4~5 分钟将导致脑细胞不可逆损害。

进行心肺复苏的"时间窗"是 4 分钟以内。如果超过 6 分钟，存活率仅为 4%，超过 10 分钟，存活率几乎为零。

当发现有人突然晕倒、叫不醒，先判断其是否有呼吸、心跳，如果没有，要第一时间进行心肺复苏，同时拨打120，找到自动体外除颤器（AED，如果有的话）。

正确的心肺复苏操作方法对于抢救心搏骤停病人尤其重要。如今，心肺复苏相关培训得以广泛开展，许多社区、企业会邀请医疗机构进行相关培训，一些医院还会定期推出面向公众的培训，如国内很多医院与美国心脏协会（AHA）合作，开设心肺复苏的培训班，完成学习后会向学员颁发证书，证明其掌握了正确的心肺复苏操作方法，不会因为错误的操作导致病人的损伤。

与癌症致死率相当的心衰！

赵伯自认为身体硬朗，一天，他突然喘不上气，这种症状虽然出现过，现在却越来越频繁，休息好一阵也缓解不了。他来到医院检查，医生告诉他心衰了，而且他的心脏比别人的"大"很多，叮嘱他出院后不能剧烈运动，连开车都会有危险！

与癌症致死率相当的心脏衰竭问题，起因有先天性的，也有人是对心脏的"小问题"不注意，导致不断恶化，直至无可挽回，可谓"祸患常积于忽微"。心力衰竭不是单一疾病，往往是各类心脏病发展到后期的严重阶段，如冠心病、心肌炎、高血压甚至肺气肿等，都可能导致心力衰竭。我国心衰发病率为1%~2%。根据《2020中国心力衰竭医疗质量控制报告》显示，心衰病人平均年龄为 67 岁，男性占 60.8%。

高血压和冠心病是导致心衰的主要原因，感染、心肌缺血、劳累也是重要诱因。所以，每到流感高发季，保护老年人预防感染，是十分必要的措施。

千万不能忽视心衰问题，一旦出现临床症状，"五年存活率"的结局与恶性肿瘤相似。

如果身边有心脏基础疾病的病人，容易出现劳累或者运动耐力明显下降，伴有心慌、气短的情况，很可能是心衰早期的表现。有的病人表现为典型的夜间发作，如突发严重呼吸困难、频繁咳嗽、咳白色或粉红色泡沫痰、心率增快、大汗淋漓、面色苍白或发绀，甚至有濒死感。另外，如果病人右心衰竭，可能出现食欲不振、腹胀、恶心、呕吐、水肿等情况。

有的病人和家属认为，心衰就是终末状态，不治也罢。其实不然。虽然心衰的致死率与癌症相当，但治与不治的结果大不一样。随着医学的发展，如今心衰治疗已经相当规范，只要按照医生的建议，"早诊早治"、规范化治疗，心衰的生存期可以明显延长。

休克后，争分夺秒的赛跑

休克指由于组织供血不足，导致重要器官（如心脏、大脑、肾脏等）缺血缺氧，进而出现器官功能障碍甚至衰竭的一种危及生命的急性病理状态。休克的原因有很多，如由大量失血引发的失血性休克，由严重感染引发的感染性休克，由严重心衰引发的心源性休克，由严重过敏反应引发的过敏性休克。

休克期间，心脏的供血量不足或血管功能异常会导致全身组织器官无法获得足够的血液灌注，如心脏缺血、缺氧会出现心脏停跳或恶性心律失常；肾脏缺血、缺氧会导致急性的肾衰竭；血液系统缺血、缺氧会诱发弥散性血管内凝血（DIC）等。

当身体长时间缺氧，细胞会通过无氧代谢来产生能量，这会导致代谢性酸中毒；而酸性环境会损害心脏和血管的功能，加剧休克状态，导致休克持续加重，形成恶性循环。

在休克时，常用的手段是血流动力学监测。这需要用到我们之前讲到的深静脉置管，有时还需要在大腿或者手上的动脉再打一条管道，共同连接到血流动力学监测仪器上，通过这台仪器可以鉴别休克的类型和危险的程度，还可以指导治疗。

休克的进展非常迅速，如果不及时干预，可能在数小时内导致不可逆损害甚至死亡。因此，早期识别和干预至关重要。

健康生活才能"养心"

相信您看过这样的新闻：学生在军训或体育课期间，突然晕倒，医护人员到达现场后，给予反复电击、抢救……

人体的心脏跳动，是在一定范围内的有规律搏动，从某一个点出发，以一定顺序和速度传导至其他部分，使心脏协调地同步收缩。如果心脏搏动的频率、节律、速度等发生变化，或出现异常，就称作心律失常。

正常情况下，随着年龄的增长，人的心血管功能和结构会发生改变，容易导致心律失常。所以，心律失常在临床上很常见，比如老年人。但是，在医学上，心律失常更多是一种病理状态，包括心脏疾病和非心脏疾病。严重心律失常将对心、脑、肾等脏器造成不良影响，甚至威胁病人生命。

随着人口老龄化及不健康的生活方式，心律失常发生率／病死率均呈上升趋势，老年人是重点防控群体，而如今该疾病已趋向年轻化。

不健康的生活方式可导致心律失常。吸烟、饮酒与心律失常有直接关系；而有充足运动锻炼和健康饮食人群的发生率明显低于运动不足、不健康饮食的人群。ICU 医生建议，多吃瓜菜、清淡饮食、加强锻炼，可降低心律失常的发生风险。

"心慌不舒服"要及时看医生，不能心存侥幸。

比如，让医生头痛的 Brugada 综合征，就是由于基因突变而导致的先天性心律失常，猝死率非常高。让人无力的是，60%~80%的病人发作前无任何症状，根本来不及防范和救治，只能靠日常体检或家族病史筛查。一旦发现这种情况，务必及时就医。

对心律失常病人的确诊并不复杂。多数人发作时会有心慌不适的表现，赶往医院做个心电图就能知道是否确诊。有的病人不是总有症状，可以佩戴 24 小时动态心电图（Holter），或 7 天动态心电图，对心跳进行持续监测。现代科技研发的可穿戴智能设备，有监测心跳的功能，建议选准品牌购买。

心律失常病人一定要遵照医嘱服药，保持良好生活习惯。由于心律失常治疗药物具有一定的副作用，所以服药期间要监测心跳是否有不规律的情况。

必要时安装心脏起搏器

尹伯是一名心脏病病人，由于长期服用心律失常治疗药物，并发心衰，入院治疗加重后转入 ICU。由于心率偏慢，停服了心律失常治疗药物，观察 2 天后，心率未见好转，一度慢至每分钟 30 多次，紧急置入临时心脏起搏器；又过了 2 天，心率慢慢恢复到每分钟 70 多次，见情况趋于稳定，几天后医护人员拔除了临时心脏起搏器。

说到起搏器，很多人总认为是永久性装置，而 ICU 常用的临时起搏器往往能派上大用场。顾名思义，临时起搏器供病人临时使用，一旦病情好转，或经过一段时间监测，是可以拔除的，常常是病人度过危险期或接受特殊手术的一种辅助治疗手段，也可以是永久起搏器的过渡。

一般来说，如果病人心跳过慢或停跳，特别是使用了阿托品等药物后，心跳还是很慢，就需要置入临时起搏器。一些心肌梗死病人，如果梗死部位特殊，会导致心跳减慢；其中一些病人，在治疗过程中可使用临时起搏器，待心跳恢复正常后，拔除即可。若经观察后，心跳还是慢，就只能安装永久起搏器了。

有病人问："既然都是心脏起搏器，为什么隔壁床设的心跳是70，给我设的是60呢？"ICU医生有话说：起搏器参数设置要根据病人的不同情况而定，不只看"心率"单一指标，还要根据病人的基础疾病等情况进行精准设定，如对于血压偏低病人，需要将起搏频率适当提高。

置入临时起搏器后，病人应如何"配合治疗"？一方面要求卧床休息，以免元器件脱位/移位影响起搏器的功能；另一方面要注意局部清洁，置入临时起搏器属于有创小手术，留有伤口，电极从体外伸向心脏，一定要注意局部卫生、定期换药。置入后，医护人员会监测病人的心跳情况，观察穿刺点皮肤有无坏死、红肿、出现脓性分泌物等情况，而病人在饮食上要注意清淡，忌辛辣食物。

心外科手术一定要开胸吗？

影视作品表现一个人受致命伤的方式通常是受伤的部位在胸部的心脏位置，鲜血从伤口喷出，人挣扎几下随后咽气。

有人会将这种艺术手法当成现实。因此，一听说要做心脏外科手术，很多人觉得医生要对病人"切开胸膛"：一瞬间，血液喷涌而出，病人无助地躺在手术台，体内插满各种导管，里面都是鲜红的血液，心电监护仪发出"滴滴滴"的报警声，画面充满了惊慌和恐怖。

传统心外科手术确实需要"开胸"，一定程度上的确符合人们的恐怖想象。开胸手术一般会打开一些胸骨，把胸骨向两边撑开，以便看到跳动的心脏，如果需要，还会阻断重要血管，接入特殊设备代替心脏的功能，让心脏暂时停止跳动。这种传统的手术方式，基本可以完成心外科各类手术，但是这种手术创伤大、风险高，胸骨愈合需要时间，给病人带来一定生理损伤。

20 世纪 90 年代，第一例胸腔镜心脏外科手术顺利完成，揭开了微创心脏外科发展的序幕。微创手术的优点在于手术切口更小，保持了胸骨的相对完整，减轻了手术期生理损伤。微创技术在心外科的应用逐渐发展，如今几乎所有复杂先天性心脏病都可在全腔镜下实施，效果明显优于开胸手术。

除了腔镜，还有介入治疗。以前的介入治疗只限于心血管领域，但随着医学的发展，很多先天性心脏病、瓣膜性心脏病都可以用介入技术进行治疗。

由于创伤小，恢复快，更多病人选择微创治疗——介入治疗或腔镜治疗。但对于病情较复杂、自身条件特殊的病人，微创治疗的安全隐患反而更大，不一定适用。因此，医生会根据病人的具体情况，推荐安全的手术方式，而非一味追求以"最小切口"来制订手术方案。

冠心病治疗 = 放支架？

冠状动脉分布在心脏的表面，相当于灌溉心脏的水管，源源不断地为心脏供血供氧。如果冠状动脉狭窄或堵塞，会造成心脏供血不足，进而引发冠心病——冠状动脉粥样硬化性心脏病，通常由动脉硬化造成。

冠心病的治疗方法包括生活方式调整、药物治疗、介入治疗及外科手术。其中，搭桥是外科手术，需要打开病人的胸膛；介入治疗不需要进行开胸手术，是当前冠心病最常见治疗手段。

介入治疗的工作原理是通过病人手腕处或大腿处的血管，将一个小球囊插入狭窄或堵塞的冠状动脉中，膨胀气囊以打开血管，还可以在血管病变处置入支架——这就是粤语通常说的"通波仔"。介入治疗通常一天内完成，病人无须长时间住院，能很快恢复正常生活。大部分病变可使用介入治疗，而且对大部分冠心病病人或并发其他疾病的老年人来说，介入的治疗是一个较好选择。

过去进口心脏支架的价格高达三四万元，手术费用甚至超过十万元，病人家庭承受了巨大经济压力。由于国产支架研发和技术进步，支架价格逐步下降，加上医保政策的利好，加速了降价进程，有国产支架价格甚至跌破 700 元，给病人带来前所未有的希望，一度冲上热搜。

也有支架置入后病人血管再次变窄的情况，需要再次手术或介入治疗。为了防止血管病变，置入支架后，病人需长期服用抗血小板药物，这增加了出血风险。对于一些复杂冠状动脉病变，介入治疗的效果可能不如外科搭桥手术。

搭桥手术是一种通过移植自体血管（通常是胸内的血管或手 / 腿上的血管），绕过狭窄的冠状动脉，恢复血液流通的手术方法。搭桥手术可以提供长期的疗效，适用于复杂的冠状动脉病变，如多支血管病变或病变严重的病人，效果可靠。但搭桥是一种外科手术，需要开胸，创伤和风险较大，需要较长时间术后恢复。

与传统的"通波仔"不同的是，如今有一种新型药物球囊，它的表面附有药物涂层，可以预防血管再变狭窄。但不同于支架的稳定结构，球囊对病变血管的支撑力不够，血管可能再次变狭窄。因此，目前只用于一些特殊病变，如不便置入支架的细小血管。

从治疗效果看，介入和搭桥的治疗效果不相上下，只是针对的疾病状况有所差别。选择支架还是搭桥，主要取决于病变类型。

如果支架可以解决某种病变，医生一定会选择创伤小的方式，让病人更舒适一些。针对支架无法彻底解决的弥漫性病变、钙化性病变及闭塞性病变等，还是应该选择搭桥手术。

心脏手术前不能拔牙

有病人因为心脏问题需要做心外科手术，医生却问："最近有没有拔过牙？"让人难以理解。看来，人生关键时刻，"唇齿相依"还不够，"心口一致"才能行。

心脏外科手术是一种复杂且高风险的手术，对病人的整体状态要求很高。虽说拔牙作为一种常见口腔手术，看似简单，但也可能会给心脏外科手术带来不必要风险和并发症。美国有研究显示，病人在心脏手术之前拔牙，会导致不良事件的风险明显增加，包括死亡、急性冠脉综合征、脑卒中、肾衰竭等等。主要有以下几个原因。

1. 感染风险增加

口腔内细菌很多，拔牙后形成的伤口，为细菌提供了一个进入血液的途径。心脏病病人通常处于较弱的免疫状态，一旦细菌通过伤口进入血液，可能引起严重感染，包括血流感染和心内膜炎，这对进行心脏手术的病人来说是非常危险的。而拔牙前后通常会使用抗生素防感染，心脏病病人的体质可能会影响抗生素的效果，或者导致耐药性增加。

2. 出血风险

拔牙可能引起出血，而心脏病病人术后通常需要使用华法林等抗凝药物，这些药物会增加出血的风险，使得拔牙后的出血难以控制，转而增加感染风险。

此外，拔牙导致的疼痛、肿胀和其他不适，也可能影响心脏病病人的术后恢复。

如果心脏病病人的口腔健康问题迫切需要解决，最好与医生先行商量，一般他们会建议提前 3 个月甚至半年处理牙齿的问题，以使其对心脏手术的潜在影响最小化。心外科专家通常建议，严重主动脉瓣病变、二尖瓣狭窄等严重心脏病病人，如果需要做心外科手术，需要最少提前 6 个月处理口腔问题。

不断充气、放气的"主动脉内球囊反搏"

马先生因为急性心梗被送到急诊，医生为他做了急诊心脏介入手术，期间出现心源性休克，医生又在他的主动脉放入装置，并将其送进 ICU 监护。医生告诉马先生，因为这个装置是从腿部置入的，右腿尽量不要动，他自己也听见"有个打气泵一直咚咚作响"，停下来久了，马先生就隐隐觉得心脏不舒服。

这就是主动脉内球囊反搏（IABP）术装置，一种常用的心脏辅助循环方法，用于严重心衰或心脏术后病人的临时心脏支持。其工作原理是通过大腿根部的股动脉将一个球囊导管置入病人主动脉，球囊内有一种特殊的气体——氦气，与体外控制装置相连，当病人的心脏收缩前一瞬间，球囊放气，降低主动脉内压力，减少心肌耗氧；当心脏舒张前一瞬间，球囊充气，增加心肌供氧，这种"充气—放气"循环与心脏跳动的节奏同步，因此被称为"反搏"——可以减轻心脏负担并改善全身血液循环。

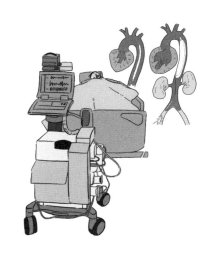

IABP 是一种有效的心脏支持技术，但也存在风险。操作过程中可能出现血管损伤、血液凝块形成、球囊或导管相关感染、肢体血流量减少等并发症。随着医疗技术进步和操作技巧的提高，IABP 在心血管疾病治疗中的应用十分广泛，技术成熟。

手术刀在心上"舞蹈"

大家都知道，做手术的时候需要病人安静下来，所以，医生会用麻醉药让他们"睡觉"。但我们的心脏需要一直跳，因为一旦停下来，心率、血压就没有了，怎么才能让医生为它"安静"地做手术呢？

体外循环技术应运而生，成为心脏外科发展的里程碑。

体外循环技术通过将人体血液引向体外，短时间内代替心脏的工作，让心脏"静下来"，为医生提供一个安静、无血的环境，以精准实施手术。

它的工作原理是在病人大腿或脖子的大血管置入两条管道，一条管道用于将血液从病人体内引出，送入体外循环机，模拟肺部的功能，进行氧合和过滤，另一条管道将处理过的血液重新输回病人体内。通过调节体外循环机上的泵，可以精确控制血液的流速，保持稳定的循环。但体外循环技术也有风险，如血液在体外循环过程中可能引发炎症、血小板功能受损、凝血功能障碍等；而长时间体外循环可能对某些器官，特别是肾脏和脑部，造成一定损害。

当然，随着心脏外科领域进一步发展，又出现了新的解决方案：通过一个小小的稳定器，让心脏的局部跳动减弱，在"不停跳"状态下进行手术，如"不停跳搭桥"等。

ECMO，救命神器！

"生死竞速——'魔肺'重启生命""ECMO 加持跑赢生死劫"……随着关于 ECMO 的新闻曝光度增加，越来越多人认识到它的威力，国内医院加速配备这一尖端设备。从欧洲的"铁肺"到如今的"人工肺"，都是人类和呼吸疾病抗争的伟大技术进步。

体外膜肺氧合（即 ECMO）也称人工肺，是目前国际最先进的生命支持技术之一，为急危重症的心、肺功能衰竭病人提供体外呼吸与循环，为抢救赢得宝贵时间，是医护人员从鬼门关抢人的"救命神器"。ECMO 的应用始于 20 世纪 70 年代。我国香港地区称作人工心肺，台湾地区称作叶克膜，也称作体外生命支持系统。

ECMO 的原理与体外循环技术基本一致，临床用于心脏功能不全和 / 或呼吸功能不全的治疗支持。ECMO 可以简单理解为体外循环技术的加强版，这是因为体外循环技术维持时间较短，仅用于外科手术中替代心脏和肺，时长不过数小时，而 ECMO 可以在长时间（几天甚至几周）替代心肺功能，维持生命系统。

ECMO 包括两个主要类型。"静脉—动脉"ECMO（VA

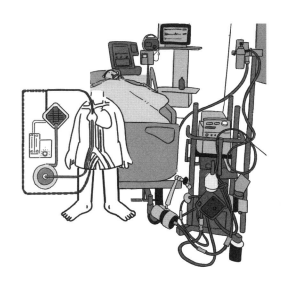

ECMO），同时支持心脏和肺功能。主要用于心肌炎、急性心肌梗死或心脏术后的重度心衰治疗，也可在心肺复苏后或等待心脏移植时使用。"静脉—静脉" ECMO（VV ECMO）仅用于支持肺功能。适用于肺炎或 ARDS（急性呼吸窘迫综合征）等导致的严重呼吸衰竭病人。

尽管 ECMO 是一种强有力的生命支持技术，但也伴随一定风险，可能造成出血、感染等。由于 ECMO 需要通过体外管道与设备进行操作，长期使用可能导致器官功能损害和并发症。

不管怎么说，ECMO 是一项救命的技术，尽管存在风险，但随着技术不断进步和医疗团队的精心管理，ECMO 为许多病人提供了重获新生的希望。

由我国科研人员自主研发的 ECMO，还借鉴了火箭研制技术。随着国产重大医疗器械自主化研制的突破，有望打破长期以来该设备依赖进口、价格高昂的局面，让更多病人受益。

心衰治疗巧用中医方

心力衰竭作为各种心血管疾病的终末阶段，主要表现为呼吸困难、运动耐量下降和体液潴留等症状，其发病率高、病死率高。

《中国心血管健康与疾病报告 2023》指出：我国现有心力衰竭患病人数达 890 万人。年龄在 35 岁以上的人群中，心力衰竭的患病率为 1.3%，病死率达 50%，是我国重大慢性疾病之一。

心力衰竭发病机制复杂，目前认为与神经体液调控异常、炎性介质释放、氧化应激反应和能量代谢障碍等因素有关。西医多采用强心、利尿、扩血管等药物。

中医认为，心力衰竭其病在心，涉及肺、脾、肾，以心之气、血、阴、阳虚衰为本，特别是末期的重症心衰，多以虚为主。治疗时需分辨清楚，然后对症下药。补气药有人参、白术、黄芪、炙甘草等，方剂有参附汤、四君子汤等；温阳药有红参、附片、干姜、肉桂等，方剂有四逆汤、桂枝甘草汤等；滋阴药有麦冬、生地黄、五味子等，方剂有生脉饮、天王补心丹等。

水肿是心衰的主要临床表现之一。

中医可采取温阳利水和养阴利水的方法来治疗心衰。其中，温阳利水的方剂有真武汤、苓桂术甘汤等，养阴利水的方剂有猪苓汤等。也有学者认为，心衰者多合并有血瘀，在两种治法基础上，加入活血中药，可达到标本兼治的疗效。

被忽视的心脏舒张功能

刘叔一活动就会气喘吁吁，伴有胸闷、心慌等症状，各种检查均未发现问题，心脏彩超也提示心脏收缩功能正常，但有一点引起了医生注意——心脏舒张功能异常。

这类心衰，因为心脏收缩泵血的功能正常，所以也叫作射血分数保留的心衰。病人往往合并有心脏的舒张功能障碍，从而造成肺部瘀血和水肿，引发呼吸困难、端坐呼吸、运动耐量减低、胸闷、心悸、气短、水肿及发绀等症状。常见于老年病、高血压病、心肌病变、冠心病等，甲状腺功能亢进或减退也会导致这一功能异常。

当前医学虽然已开始治疗这种类型的心衰，病理、生理机制也越来越清楚，但西医没有特效的治疗药物。

中医认为，舒张功能障碍的病机主要是虚、瘀、饮三个方面，涉及脏腑并以肝、肾为主。研究发现，济生肾气丸可以改善冠心病舒张功能障碍病人的症状。三七能够降低血液黏稠度、改善血液循环，减轻心脏负荷，有助于改善左心室舒张功能障碍。丹参可以使心室充盈及提高顺应性，从而改善心脏舒张功能。

第四章

人吃五谷杂粮

认识消化系统重症

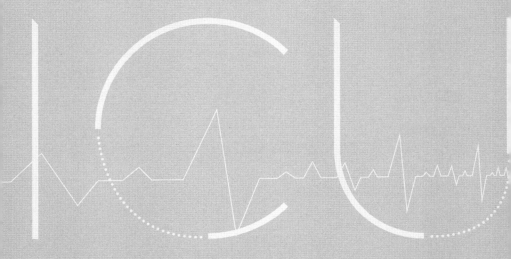

"吐血"了，很危险吧！

我们常在武侠剧中看到主人公与人打斗受伤后，吐出一大口鲜血，此时遇到一位医道高人，说"大侠受的内伤很严重，经过精心调养才能恢复正常"。吐血真有那么夸张？所谓"内伤"一定致命吗？

文艺创作离不开现实的写照。我们常说的"吐血"，医学上指"呕血"或"咯血"。"咯血"是呼吸系统出了问题。"呕血"则属于消化系统疾病——消化道上段（如食管、胃或十二指肠）出血，从嘴巴吐出血液／血块，这是一种严重医疗状况，可能是多种疾病的表现。

导致"呕血"的原因还有胃或十二指肠消化性溃疡、食管静脉曲张（常见于肝硬化病人）、胃黏膜或食管炎症、恶性肿瘤（如食管癌、胃癌等）、误吞尖锐物体损伤食管或胃壁等。需要注意的是，不少心血管病人因长期服用抗凝药物或抗血小板药物，也会引发消化道出血。

还有就是喝酒。每个进入职场的人，或多或少会遇到和领导、客户一起喝酒的情况，经常听到有人说"感情铁，喝出血"，这里指消化道出血。这种职场文化伤人伤己。

一旦呕血，通常意味着体内出血量超过 250 毫升，如果得不到及时处理，可能导致休克，严重时可致命。慢性出血可能导致长期贫血，引发身体虚弱、疲乏等症状。对此，千万不能掉以轻心，应该积极治疗，以免造成严重后果。

"吐血"在 ICU 常见吗？

前文说到，"吐血"的原因之一是消化道溃疡。除了大家熟知的慢性消化道溃疡（通常与生活方式有关），还有一类消化道溃疡是由应激导致的。应激性溃疡在 ICU 的发生率约为 60%，其中 6% 的病人会出血。比如，遇到突发心理压力、严重创伤、危重疾病或手术，都能引起急性胃肠道黏膜糜烂、溃疡等病变，导致应激性溃疡，这种溃疡常在应激事件发生后不久出现，可能伴随严重出血，甚至穿孔。

这是因为，精神紧张、焦虑或情绪波动可引发大脑皮质功能紊乱，影响迷走神经的功能，刺激胃酸和胃蛋白酶分泌增加，这些胃液会损伤胃黏膜，从而导致溃疡。

ICU 里大多是危重症病人，有的刚刚做过大手术，处于心理应激状态，容易引发应激性溃疡；特别是合并休克、低血压的病人，会加重消化道黏膜损伤，导致消化道出血。ICU 医生建议，进入 ICU 的高危人群，应注意应激性溃疡的发生。对于因严重感染导致感染性休克的病人，应该评估危险因素，必要时使用药物预防应激性溃疡。如果因为消化道溃疡导致出血，会加重病情，延长 ICU 的住院时间。

小贴士

——

　　现代人长期处于高压环境，容易精神压力大或过度劳累，更要注意保护胃的健康，避免引发消化性溃疡。

怎么大便就变黑了

　　因为胆汁的作用，健康成人的成形大便应为黄色或褐色的。黑色大便通常与食物因素、服用药物以及消化道出血有关。

　　吃火锅是当下年轻人社交的重要方式，当食用鸭血、猪血等血制品之后，粪便会呈黑色；如枸橼酸铋钾等药物中含有金属铋，服用后粪便也会呈黑色。以上两种情况的黑便问题，停止食用或停服药物就能解决。但如果是消化道出血，那麻烦可不小了。

　　人的血液是红色的，为什么消化道出血却是黑色的？这是因为，病人的消化道出血，特别是食管、胃、十二指肠的出血，血红蛋白在胃肠道内经氧化反应，形成呈浅绿色的亚铁，再与粪便混合，成了黑色的粪便，性状稀且不成形，更像柏油色。

如果是消化道出血引起的黑便，一般代表出血量超过 50 毫升，这时应该停止饮食、饮水及服药，立刻就医，如果并发呕血，还要防止窒息。

可怕的消化道大出血

一个体重 60 千克的成人血液含量为 4000~5000 毫升，当消化道失血量超过 1000 毫升或占循环血容量的 20%，可视为消化道大出血。

消化道大出血包括上消化道、下消化道两个出血部位，上消化道出血一般是呕血和黑便，下消化道出血一般是解鲜红色血便。病人的主要症状为头晕、乏力、面色苍白，甚至小便减少等休克性表现。

消化道大出血的原因包括消化道炎症、机械性损伤、血管病变、肿瘤等，而邻近器官病变或全身性疾病累及消化道，也会导致大出血。一旦发现大出血症状，要及时进行止血治疗，同时病人应卧床休息、吸氧且迅速输液，以维持血容量，防止血压持续下降。必要时给予输血治疗，使用一些止血药物。

除了上述治疗措施，胃镜、肠镜或动脉造影检查也是确定病人具体出血部位的重要手段，应给予相应止血治疗。一般来说，只要抢救及时，大多数出血的病人可以救活。但如果病人合并有肿瘤、肝硬化等基础疾病，消化道大出血也会致人死亡！

胃穿孔，不是补上就行了？

消化道穿孔，即消化系统包括食管、胃、小肠和大肠的壁发生破裂或穿孔，是一种严重的医疗状况，需要立即治疗。

消化道穿孔后需要紧急实行手术，清除腹腔内感染性物质，接受抗生素治疗以控制感染，以及可能需要的支持性治疗；并且，病人术后要进入 ICU 监护治疗，以度过危险期，因此绝非"把孔补上"这么简单。

这是因为，消化道穿孔会让胃肠道内食物、胃酸、细菌等漏出，累及附近器官（如肝脏、胰腺或膀胱），带来额外损伤，造成严重感染（即"腹膜炎"），并迅速扩散至血液，引起脓毒血症。严重者，会引起全身性炎症反应，导致器官功能衰竭。

如果穿孔不及时治疗，即使躲过脓毒血症这一关，也可能引发长期并发症，如肠梗阻、瘘管、内疝与慢性腹膜炎等，导致长期疼痛、消化不良、营养不良，影响日常生活质量。

医学上，造成消化道穿孔的原因较为复杂，包括外伤、消化性溃疡、炎症性肠病（如克罗恩病和溃疡性结肠炎）、肠梗阻、癌症及外科手术等。某些疾病，如阑尾炎和胆囊炎也能导致穿孔。长期使用非甾体抗炎药（NSAIDs）也是一个重要风险因素，因为这些药物会损害胃肠黏膜，增加穿孔的风险。

肝衰竭末期的表现是什么？

肝脏是人体最大的解毒器官，具有代谢、解毒、分泌等作用。"肝肾功能"是体检时反映健康状况的基础指标。

肝脏作为重要脏器，代谢的对象包括糖、蛋白质、脂肪、维生素和激素等，这些都是生命活动的能量物质。分泌功能体现在胆汁生成和排泄，可帮助脂肪消化和吸收，因而重口味饮食习惯会加重肝脏负担。作为解毒器官，人体代谢过程中产生的一些有害物及外来毒素、药物的代谢和分解，均由肝脏完成；而且几乎所有凝血因子均由肝脏制造，因此肝功能衰竭病人若出血很难止住。

肝衰竭严重影响肝脏的合成、解毒、代谢和生物转化功能，是一组以黄疸、凝血功能障碍、肝肾综合征、肝性脑病、腹水等为表现的临床综合征。

末期阶段，由于肝细胞大量坏死，胆红素上升、转氨酶下降并突破常规值，这就是所谓的"胆酶分离"，它的出现一般提示肝衰竭到了末期；肝功能破坏的严重程度常与凝血障碍的程度平行，如果凝血功能持续恶化，无明显好转，也提示肝功能衰竭可能到了末期。如果这时候肝衰竭不能逆转，病人也就走到了生命的尽头。

急性肝损伤和急性肝衰竭

Alex 是一名外国人，感冒之后，没有遵医嘱服药，而是自行服用了几倍于说明书用量的退烧药，不仅没退烧，反而出现了头晕、呕吐、吃不下东西，浑身无力等症状，眼白也越来越黄了。到急诊科一查，被诊断为急性肝衰竭，转入 ICU 治疗。经过血浆置换等一系列治疗之后，病情未见好转，终因肝衰竭不可逆性加重，没能抢救过来。

急性肝损伤（ALI）和急性肝衰竭（ALF）是肝脏功能迅速下降的两种情况，它们虽然相关，但在定义、原因、表现、处理及预后方面存在差异。

急性肝损伤表现为肝部疼痛、乏力、恶心和呕吐，肝功能指标（如血清转氨酶水平）急剧升高，但不会出现明显的意识障碍（肝性脑病），也没有明显的黄疸（皮肤和眼睛变黄）或凝血功能异常。

急性肝衰竭则是一种严重的医疗紧急情况！由于广泛的肝细胞损伤，肝功能迅速且严重下降，常伴有凝血异常、黄疸、腹痛、上消化道出血及精神状态改变（如混乱或昏迷）等症状。

病理上，引起急性肝损伤和急性肝衰竭的原因基本相同，且与社会环境相关。在发展中国家，病毒感染是引起肝衰竭的首要原因，如乙肝病毒、甲肝病毒等病毒。而在发达国家，常见的发病原因是药物，如扑热息痛等解热镇痛药物（退烧药），还有在结核病高发的国家，则是异烟肼（治疗结核药）引起的。此外，酒精性肝疾病、自身免疫性肝病、代谢性疾病（如急性脂肪肝）、毒素暴露（如蘑菇毒素）等，也会引起急性肝损伤和急性肝衰竭。

治疗手段包括药物治疗、血浆置换、胆红素吸附、人工肝等支持性治疗，有时甚至需要进行肝脏移植。

肝脓肿的病死率高吗？

刘叔是一名外地来的病人，因发烧进入当地医院治疗，CT 发现肝脏占位病变，医生考虑是肿瘤，转入作者所在医院治疗。一到外科，刘叔感到喘不上气，随即转入 ICU 治疗，此时他的感染指标很高，肿瘤标记物反而只是轻度升高，重新进行 CT 检查后，怀疑是肝脓肿而非肿瘤，经过抗感染及介入穿刺治疗后，平稳转出 ICU。后来回顾病史，发现刘叔还患有糖尿病，且血糖控制不理想，可能是导致肝脓肿的一个因素。

肝脓肿属于一种肝脏化脓性病变，由多种微生物感染所致，临床上发病概率最高的是细菌性肝脓肿（PLA）。细菌性肝脓肿是肝脏常见的感染性疾病，细菌通过血液、胆道系统或邻近器官转移至肝脏，引起肝脏急性水肿、坏死、液化，占肝脓肿发病率的80%，且病死率很高，可以达到 10% 左右。

近年来，我国糖尿病发病率呈升高态势，有研究显示，糖尿病是 PLA 发生的独立危险因素，糖尿病病人的发病风险是非糖尿病病人的 3~11 倍。因此，对于糖尿病病人出现不明原因发热，特别是有怕冷、寒战、恶心呕吐、腹痛等表现时，需要注意排查 PLA。除此之外，PLA 的危险因素还包括胆石症、不良饮食习惯等。

若想及时治愈肝脓肿，病人必须进行综合治疗，除了积极使用抗生素，服用抗真菌和抗阿米巴药物外，还需要在 B 超下进行脓肿穿刺手术，以尽可能将脓液吸除干净。而对于病情较为严重的病人，可能需要第一时间接受脓肿或肝叶切除手术。

别让重症胰腺炎盯上你

胰腺是在我们身体内一个不显眼的小器官，呈长条状，其主要的功能是分泌胰液。胰液中的消化酶有消化蛋白质、脂肪和糖的作用，特别是对脂肪的消化，起着"主角"的作用。另外，大家熟悉的胰岛素，也是胰腺分泌的。

急性胰腺炎（AP）是一种常见急症，是由胰腺自身消化引起的炎症反应。胰腺分泌胰液，消化分解人体内糖、脂肪和蛋白质等物质。当胰液排出受阻，积聚在胰腺内，可能激活其中的消化酶，对胰腺组织进行消化，从而造成不同程度的损伤。约 20% 的 AP 病人会发展成重症急性胰腺炎（SAP）。SAP 以持续性器官功能衰竭为标志，病情凶险，病死率为 30%~50%！

以下几类人群容易患上胰腺炎。

1. 长期饮酒人群

酒精成分会刺激胃部组织，使胰液分泌增多来抵抗胃酸的侵蚀。胰液异常增多可能引起堵塞，引起胰腺炎。

2. 患胆结石病人

体内结石如果堵塞胰液流出，会使其反流回体内，引起胰腺炎。

3. 患高血脂症病人

特别是甘油三酯等的升高，会引起血液黏稠度增高，使体内胰液流通变慢，引起胰腺炎。

4. 经常暴饮暴食人群

突然大量饮食，会引起胰液大量分泌，引起胰腺炎。

5. 饮食油腻和肥胖人群

肥胖人群的胰酶分泌比常人要多，会对胰腺造成伤害，容易引起胰腺炎。

6. 有家族遗传史人群

遗传可能会对胰腺健康带来一定的影响，有家族遗传史的人群比其他人群更容易患上胰腺炎。

预防胰腺炎，从生活点滴做起。建议保持健康生活习惯，合理运动，多吃新鲜果蔬、瘦肉、鸡蛋等，切忌辛辣、肥腻。

重症胰腺炎怎么不去外科

吴阿姨因为重症急性胰腺炎（SAP）住进了医院，但医生没有把她送到外科，反而送到了ICU。

很多人觉得，作为消化外科的一种疾病，实施重症胰腺炎手术，普外科是当然的主力军。20世纪末，外科通行做法是在SAP早期采取开腹手术，但后来发现开刀治疗效果差，很多病人病情不稳，坏死感染未加控制，加之手术打击，病人恢复难度极大，病死率高。

近年来，全世界对胰腺病治疗达成共识，对胰腺炎进行科学分类和分期管理，并制订了行之有效的治疗方案。SAP不宜过早进行开腹手术，可在ICU先行积极保守治疗。如后期出现并发症，如胰腺组织坏死、脓肿时，再采取外科治疗，并优先考虑微创治疗（包括经皮穿刺置管引流术、超声内镜、腹腔镜及经侧腹小切口坏死组织清除术等微创方式），减少对病人的手术打击，显著降低了病死率。

原以为一次手术就能解决，结果进了ICU，有家属会问："病人还要在ICU住多久？"这个难以确定。例如，有的病人一两个星期过后转到普通病房，没过几天又转回ICU。这是因为SAP有早期和晚期两个死亡高发阶段，早期（2周左右）的死因是全身炎症反应综合征和多器官功能衰竭，后期（4周左右）会因为感染性胰腺坏死引起器官功能衰竭致死。

即便病人转出 ICU，也不能掉以轻心。

病人饮食恢复是这一阶段家属护理的重点，需要在专业人员指导下进行。一是食物的选择。建议病人选择易消化、低脂、低蛋白食物，减轻对胰腺的额外负担，确保病人的肠道慢慢适应。易消化食物包括煮熟的蔬菜、水果泥、清淡的米粥等。二是进食的方式。建议采取"少食多餐"的进食方式，将日常餐分成小份，避免一次性摄入大量食物导致胰腺负担过重，防止消化系统对食物过度反应。在这个过程中，要严密监测病人有没有腹痛、黄疸等症状。

中医药对于减轻 SAP 病人的炎症反应、改善胃肠道症状、恢复胃肠道功能等方面效果明显。例如，大黄、冰片、甘遂等单味中药能抑制全身炎症反应，可改善胰腺组织损伤；中药灌肠可借助中药渗透作用，刺激胃肠蠕动，减少胃肠毒素吸收，从而缓解胃肠胀气及脏器水肿，缓解病人临床症状。

大便拉不出怎么办？

日常生活中，大便通畅是衡量健康生活方式的一大指标。在 ICU，病人便秘更是让医生头疼不已。很多家属也会问："病人在家能吃能拉，怎么住进 ICU 后就便秘了？"

这是因为，ICU 病人长期卧床、使用呼吸机以及接受镇痛镇静等药物和治疗，一些病人还出现低钠、低钾等电解质紊乱情况，加之饮食结构和进食方式发生改变、病人情绪变化等因素，这些均会刺激病人消化道功能，大大提高了便秘的发生率。

便秘对 ICU 病人的危害不容忽视。

便秘可直接引起或加重肛门直肠疾病。粪便滞留肠道，有害物质被人体吸收，加剧胃肠神经功能紊乱，甚至让肠道菌群进入血液。用力排便则会增加病人的心肺功能负担，诱发心肌梗死、脑出血甚至猝死等严重并发症。

西医方面，通常用开塞露或者泻药、灌肠等手段。中医方面，改善胃肠道功能也有很多方式，如大黄、芒硝、番泻叶等中药有很好的通便作用，不仅有针对大便干燥的发热病人的方剂，还有针对无力排便的年老体弱病人的方剂。中医外治法，如穴位针刺、按摩、热敷等，也有很好的效果。

什么是腹腔间室综合征？

朱女士因肺部感染在 ICU 住了很长一段时间，其间意识不清，不得不长期卧床。一天，家属突然问："病人每天会排一点大便，为啥肚子还那么胀？"这是因为病人患上了腹腔间室综合征（ACS）。与普通的腹胀不同，ACS 为持续的腹腔高压，严重者可威胁生命。

ACS 离我们并不遥远。肥胖、腹部手术以及严重感染都可能导致 ACS，其在 ICU 的发病率为 10% 以上，千万不能忽视它的危害性。

早在 1863 年，人们已经意识到腹腔压力升高对机体的损害，美国学者首先报道了 ACS 及腹腔压力的测量方法，人们对腹腔高压和 ACS 的认识逐步深入。2004 年，世界腹腔间室综合征协会（WSACS）成立，对这种疾病进行标准化定义，ACS 逐渐受到医护工作者重视。

不管何种原因导致的 ACS，都会损伤人体器官组织功能。例如，腹内压升高会引起肠缺血；下腔静脉受压迫会波及心血管功能，引起全身组织缺血和缺氧，让器官组织受到严重影响；膈肌抬高和胸壁顺应性降低将导致缺氧，增加胸腔压力和胸腔积液。

尽管 ACS 较为多发，但遗憾的是，目前并没有针对 ACS 有显著疗效的诊疗措施。目前的主要诊疗措施包括减少肠腔的消化物、提高腹壁顺应性、液体管理等几个方面。例如，使用胃管或肛管吸出空气／液体，减少肠内容物；用灌肠、肛管和促胃肠动力药物（如新斯的明）辅助肠道内容物排出，等等。

中医药在治疗腹腔间室综合征方面，也有学科优势。中药以通腑理气为主，主要以"承气汤类"加减多见，除大承气汤外，还包括黄龙汤、小承气汤等。针灸足三里、中脘、内关等穴位，或者进行穴位注射及中药灌肠，都可以有效降低病人的腹内压力。

在 ICU 腹泻是吃坏了东西吗?

临床上认为,每天排 3 次或以上稀便或液体大便,即可认定为腹泻。腹泻对普通人影响不大,但是对于 ICU 的病人,会引发电解质紊乱、压疮等,加重病人的医疗护理负担。

ICU 病人并发腹泻比较常见,这不仅增加病人的痛苦,延长住院时间,甚至还会增加病死率。所以,要对 ICU 病人的腹泻给予足够重视。

研究发现,大约一半的 ICU 病人会发生肠内营养相关性腹泻,表现为"吃东西不耐受",并发腹胀、胃潴留等症状。此时可调整营养剂的成分、用量,以及喂养方式,以减缓病人对食物不耐受的情况。

引起腹泻的因素还包括疾病本身的反应、肠内营养、感染及抗生素等。抗生素相关性腹泻在 ICU 也比较常见。ICU 重症病人由于病情复杂,联合使用抗生素种类多,导致肠道菌群失调引发了腹泻(可达 15%),老年病人是腹泻多发群体。

还有一类特殊的 ICU 腹泻——艰难梭菌感染,被认为是与抗生素相关的腹泻。因为广谱抗生素滥用破坏了肠道菌群,让艰难梭菌"有机可乘",引发了芽胞萌发和菌落繁殖,加之可以"人传人",导致艰难梭菌感染大暴发。这种感染十分凶险,可导致结肠穿孔、脓毒血症、器官衰竭等并发症。因此一定要做好隔离等防护措施，保护好自己。

中医外治法——脐疗对腹泻也有一定的作用。即以脐（神阙穴）处为用药或刺激部位，将中药的不同剂型通过贴脐、敷脐等方法，激发元气，开通经络，调节人体阴阳与脏腑功能，从而防治疾病的一种方法，多用丁香、艾叶、吴茱萸等。

第五章

排毒不仅能养颜

认识肾脏类重症

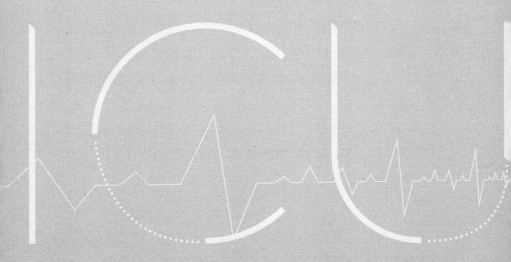

不陌生的"洗肾"

随着生活节奏的加快，因熬夜、过劳、胡吃海塞等不良生活习惯造成的"亚健康"状态，是慢性疾病的重要诱因。其中，慢性肾病的发病率呈逐年上升趋势，严重者只得靠"洗肾"续命。

"洗肾"通常指血液透析，是清除人体代谢废物最常用的方法，相当于代替肾脏工作，适用于慢性肾衰竭病人。

透析是将血液抽出体外，经过血液透析机的运转，清除体内过多的水和代谢废物，再将血液输回体内；一般每次耗时 4 小时，每周做 2~3 次。透析是长期性的，病人一般会在身上留置一根导管或者动静脉瘘。相较于人体血液循环，透析的速度较快，血液引出会导致血压波动，增加心脏功能负担，甚至引发发热、寒战等症状。

实际上，"洗肾"洗的不是肾，而是血，相当于机器代替肾脏的工作。除了常见的透析，还有其他方式可以清除血液中的废物，统称为"血液净化"。

1. 血液滤过

血液净化时不使用透析液，而是在血管中持续补充一些置换液，与血液充分混合，再进行超滤，以清除体内过多的水和代谢废物。与血液透析相比，血液滤过具有对血压影响小、中分子量物质清除率高等优点。

2. 血液灌流

将血液引入装有固态吸附剂的灌流器，通过吸附作用，清除透析无法处理的毒素、药物或代谢废物。这里说的"吸附"，类似于新房装修后，用活性炭清除甲醛。所以，血液灌流的器材一段时间后会饱和。

3. 血浆置换

一些病理物质溶于血浆中，透析、灌流和血滤无法奏效，可考虑血浆置换的方法。先通过特殊设备分离出血浆和血细胞，血细胞保留，血浆则弃去，用新的血浆或替代液（通常是白蛋白或血浆），再输回病人体内。

血浆置换适用范围：自身免疫性疾病，如系统性红斑狼疮、重症肌无力和血管炎等；神经疾病，如急性播散性脑脊髓炎和吉兰－巴雷综合征等；血液病，如血栓性血小板减少性紫癜（TTP）和溶血性尿毒综合征（HUS）等；严重的肝功能衰竭；特殊药物中毒；等等。

急性肾衰竭可以治好吗？

急性肾衰竭（AKF）又称急性肾损伤（AKI），是一种常见病症，全球有数以百万计的急性肾衰竭病人。在发展中国家，由于寄生虫感染（如腹泻和疟疾）、缺乏医疗资源和晚期就诊的情况更为常见，急性肾衰竭的发病率／病死率均明显高于发达国家。

这种肾功能衰竭在数小时到几天之内发作，主要表现为小便量突然减少、血肌酐和尿素氮增高等等。在住院病人中，AKI 的发生率可达 15%，在 ICU 病人中这一比例更高，其病死率、治疗费用也更高。应该引起病人和家属重视。

引起急性肾衰竭主要有三大类原因：肾前性、肾实质性和肾后性。肾前性由肾脏灌注不足导致，如严重脱水、失血、休克或心力衰竭等；肾实质性由肾脏损伤所致，可能由多种原因造成，包括急性肾小管坏死、急性间质性肾炎、药物或毒物中毒等；肾后性由尿液流出受阻所致，如结石、肿瘤、前列腺肥大等造成的尿路梗阻。

自从有了血液净化治疗后，AKI 的病死率明显下降，所以血液净化在 AKI 的治疗中举足轻重。当 AKI 引发可能危及生命的并发症（如严重的高钾血症、酸中毒、肺水肿等）时，就需要血液透析／血液滤过。AKI 的病死率因病人的基础状况和 AKI 的严重程度而异，严重的老年病人，病死率可达 50%。

ICU 的 AKI 存活病人一般分为肾功能完全恢复、部分恢复和完全未恢复三种类型。肾功能未恢复病人的远期病死率远高于完全恢复者，且 5 年内病死率高达 80%。存活病人中部分转为慢性肾病，特别是高龄和糖尿病病人。另约有 15% 病人出院后需要维持透析治疗。

别乱吃药，小心药物性肾损伤

小张为了追求所谓的"好身材"，网购了一些减肥药，吃了一段时间，日渐感到头晕眼花。在医院急诊科就诊时发现其血钾很高，肌酐也有轻度升高，最后因确诊急性肾功能不全住进 ICU。

常言道"是药三分毒"，药物是一把双刃剑，除了可以治疗疾病，也会对身体产生副作用。日常生活中，乱吃药物对身体的损伤肾脏首当其冲。这是因为肾脏是人体清除代谢废物的主器官，也是药物代谢和分解的主要场所之一。

由于药物对肾脏直接或间接的作用，可能导致肾脏结构和功能损伤——药物性肾损害，这是药物不良反应的一种，涉及肾小球、肾小管、间质或血管，可引发急性或慢性肾损伤。药物性肾损害的原因多种多样，其流行病学特征和预后也各不相同。

ICU 病人因为病情状况和治疗的特殊性，也会用到对肾有损害的药物，如增强 CT 或者造影需要的碘造影剂等，这时医生会向病人和家属分析利弊。ICU 的病人每天也会复查肾功能等指标，一旦发现药物性肾损伤，会及时停药，有时甚至进行肾脏替代治疗。

24 小时连续血液净化

连续性肾脏替代治疗（CRRT），又称连续性血液净化（CBP），是每天连续或接近 24 小时的一种连续性血液净化疗法，以替代受损的肾脏功能。CRRT 和呼吸机、体外膜肺氧合并称危重病人的"三大生命支持技术"。

如今，ICU 的 CRRT 主流模式包括连续性血液滤过（CVVH）、连续性血液透析（CVVDH）、连续性血液透析滤过（CVVHDF）等。CVVH 通过中心静脉导管将病人的血液引出，血液经抗凝剂处理后，进入滤过系统以清除血液中的毒素和多余水分，再将配置好的置换液输回病人体内。这个过程与透析不同，它完全模拟了人类肾脏的工作原理，其清除毒素或水的过程与我们肾脏是一样的，所以能 24 小时不间断地代替肾脏工作。

虽透析便宜，但 CRRT 自有贵的道理

以前在县城经常收到一些透析广告传单，上面赫然印着"某某透析中心，多少钱一次，包车接送"的字样。在很多人的印象里，"洗肾"被做成了一桩生意，而且价格并不昂贵。

每次与 ICU 病人家属说到血液净化，绕不开费用问题，虽说知情同意书写明了"费用昂贵"，却做不到广告传单的"一口价模式"。例如，普通血液滤过，第一天费用差不多三四千元，如再加入一些特殊技术，如吸附内毒素等，当天费用可增至一万元左右。

首先，在工作原理方面，CRRT 工作原理相对复杂，如血液滤过，通过模拟人的肾脏功能，清除体内的代谢废物，技术相对安全可控，能够 24 小时连续性代替肾脏工作，在 ICU 广为应用。与此同时，还需要监测病人体内电解质情况、根据验血结果调配置换液等，增加了相关成本。

透析的工作原理与肾脏功能不同，一次透析时长通常为 4 小时。它的工作原理简单，将血液引出后流入透析器，透析液从另一端流入，血液和透析液并不接触。在这个过程中，血液中的毒素和废物排向透析液，实现血液净化。

其次，在耗材等方面，透析液一次用量基本是固定的，由浓缩透析液与纯化水按特定比例混合制成。透析的管路分为一次性和多次性。一次性管路在每次透析后即被丢弃，可降低交叉感染风险，成本相对较高。很多门诊采用可重复使用的透析器和管路，严格消毒后再使用，降低了成本。

而 CRRT 的管路、滤器都是一次性的，不能重复使用，而且需要用到大量的置换液。21 世纪初，医生、护士要自行配制置换液，所以就出现了收费单上一天用量达几万毫升的生理盐水，让病人家属以为是过度收费的"误会"，其实这是用来配制置换液的。如今多数医院使用成品置换液，就再不会出现这种误会了。

除了 ICU 与门诊的"洗肾"方式不一样，病人的危重程度也是天壤之别，对那些血压不稳定、需要呼吸机治疗的病人，门诊透析无法达到监护和抢救能力，首选 CRRT 这种可 24 小时替代肾脏工作的治疗方案。

医生会根据病人情况（病情及家庭经济能力）来选择"洗肾"方式。有些达到 ICU 转出标准的病人，医生会建议其改为透析治疗，以节省费用。

	门诊透析	CRRT
工作原理	非生理性	模拟人的肾脏
用到的液体	透析液／不与血接触	置换液／直接入血
透析管路	可重复使用	一次性使用
清除效率	小分子	大中小分子均可
治疗时间	4 小时	可连续治疗

做完肾移植可能还得透析

李女士做完肾移植手术，肌酐指标并未如期下降，血钾很高，小便也不多，第二天又做起了透析。她不安地说："我都做完了肾移植，罪也受了，怎么还要透析呢？"

肾移植后继续透析的情况虽不多见，在ICU却不算新鲜事。

按照一般人的想法，移植的肾脏应该在手术后立即运转，但在某些情况下，移植肾需要几天甚至几周才能激活功能，这就需要透析作为支持手段。一些不常见的手术并发症，如血肿、出血或肾脏损伤等，也可能需要透析。

还有就是肾移植后的"排斥反应"。虽然有些病人服用了抗排斥药物，但仍会存在排斥反应，也可能需要透析。

所以说，尽管进行了肾移植，有些病人可能仍需要进行透析。只要按照医嘱进行治疗，大多数病人的肾功能都可以恢复。

运动过量也伤"肾"

小陈是一名中学生，参加军训夏令营时，中午连续做了很多次深蹲，晚上突发头晕，小便呈酱油色。教官紧急将他送到医院，验血结果显示，小陈不仅胆红素高，肾功能也出现了问题，继而被送到ICU进行"洗肾"。

这是运动性横纹肌溶解症的典型症状。

随着全民健身广泛开展，因不当运动导致的横纹肌溶解症发生率持续升高，如极限耐力运动、连续数小时的重负荷训练或高强度力量训练，相关报道也不断增多。特别是夏季，大量运动后横纹肌溶解症和"中暑"并发危重症，成为ICU医生必须应对的季节性挑战。

大量运动后，横纹肌结构受损而解体，细胞组织遭到破坏，会大量释放电解质、酶和肌红蛋白等成分，流入血液循环中，导致器官功能紊乱。具体表现为肌肉疼痛、乏力、收缩力下降，休息后仍难以缓解；尿色明显加深，呈酱油色、浓茶色或葡萄酒色，严重者，尿液减少甚至无尿。

横纹肌溶解症并发急性肾衰竭的情况比较常见。研究发现，并发肾损伤发生率为 10%~20%，病死率为 20%~50%。然而，仅 10% 的病人有横纹肌溶解典型症状，一半以上病人症状不典型，仅有腹痛、恶心呕吐、发热、心跳加速、水肿等常见症状。少数重症病人一旦出现多器官功能衰竭，病死率极高。

尿少不是好事，尿多也是问题

小王因为车祸一直昏迷住在 ICU，有一天他的尿量突然增加，达到了每小时四五百毫升，并且伴有严重的电解质紊乱。他的病是突然好了吗？答案是否定的。

尿崩症是由各种原因导致血管加压素（又称抗利尿激素）分泌不足或由于肾脏对血管加压素的反应缺陷而引起的一组综合征，其特点是多饮多尿、烦渴、低比重尿和低渗尿，主要分为中枢性尿崩症和高渗高血糖综合征引起的尿崩。

中枢性尿崩是由于创伤、肿瘤、手术等多种原因引起下丘脑、垂体柄和垂体后叶损伤导致精氨酸加压素合成、转运和分泌不足而造成的尿崩症。小王就是属于中枢性尿崩情况，一般预示着病人病情加重。

高渗高血糖综合征导致的尿崩，往往伴有严重高血糖、高血钠及渗透压升高等指标异常，临床主要表现包括口渴、多饮多尿及脱水貌等。病人血糖多高于 33mmol/L，血钠多高于 145mmol/L，是内分泌科的一种常见疾病。

所以，当病人在没有经过少尿的阶段，尿量突然增加时，可能并不是一件好事。

第六章

迷茫之中需清醒

认识神经系统重症

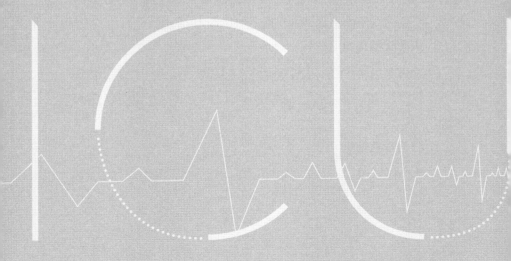

什么是神经重症 ICU？

20 世纪 20 年代，美国设立神经重症监护室（NICU），用于救治神经外科重症病人。到了 50 年代，抗击脊髓灰质炎流行的过程中，专家将神经病学和重症医学联系在了一起。NICU 的普遍设立则是近 20 年的事情。

与综合 ICU 不同的是，NICU 用以收治神经重症病人，提供生命支持系统，为神经危重病人提供全面、系统和高质量医学监护治疗。研究表明，专科化神经重症监护管理可显著降低重症病人病死率，改善神经系统功能预后。它的特点如下。

1. 资源配备集中

神经病学与重症医学理念相结合，针对神经重症，集中配备神经科治疗人员，如医护、物理治疗师／康复师等，提供专业性监护。

2. 收治对象聚焦

大面积脑梗死、脑出血、脑干出血、蛛网膜下腔出血、重症颅内感染、癫痫持续状态、重症肌无力危象、颅脑损伤致占位等病人，以及一些特殊手术病人的术前术后管理，如微创穿刺血肿清除术、神经介入、静脉溶栓、脑室外引流等。

3. 注重针对治疗

病人通常会接受一些特殊治疗措施，如颅内压监测、脑电图监测等，帮助医生准确了解病人病情，制订针对性治疗方案。

近年来，随着国内外学科交流和多学科协作不断加强，NICU 的发展十分迅速，神经重症理念得到认同。神经重症医学成为有别于重症医学、具有鲜明神经专科特色的独立存在，推动了重症医学的发展。

因颅脑损伤进入监护室，怎么又要做 CT？

小李是一名外卖小哥，工作时发生意外。头破血流的他被送进 ICU，诊断为颅脑损伤。在此之前他做了头颅 CT 检查。住进 ICU 的第二天，家属接到医生通知，需要复查头颅 CT。家属不免质疑："为什么刚住进 ICU，又要拍 CT，是不是没必要花这钱？"

头颅 CT（计算机断层扫描）检查，是救治神经系统疾病病人的常规手段，是不可或缺的重要一环。CT 扫描速度快，生成图像分辨率高，能清晰地显示病灶细微结构。相比 MRI（磁共振成像），CT 扫描对病人的配合要求较低，特别适用于无法进行长时间扫描的重症或急诊病人。

有的神经系统疾病存在一定潜伏期（迟发性损伤），需要在发病后 24 小时和 48 小时后复查 CT，观察可能出现的血肿扩大、脑水肿加重、出血灶增大等情况。对于一些术后病人，CT 检查可以评估手术效果和身体情况，及时发现并处置并发症。神经系统疾病相对复杂、变化快，神经重症病人定期进行 CT 检查，还可以监测治疗效果，指导治疗方案。所以，神经重症病人需要经常进行CT 检查，不要怕麻烦。

中风的西医学名"脑卒中"

生活中，我们常听到"脑血栓""脑梗死""脑出血"等说法，其实都可归为中医"中风"这一疾病。中风成为仅次于癌症的第二大"杀手"，给国人生命健康造成严重威胁。

中风指脑卒中，是由多种因素导致脑血管突然堵塞或破裂，引发脑组织结构 / 功能损害的相应症状。脑卒中包括出血性脑卒中和缺血性脑卒中两大类，缺血性脑卒中即脑梗死、脑栓塞，占比达 85%。

早在数千年前，中风便是影响人类健康的严重疾病。东汉张仲景在《金匮要略》首次将"中风"作为病名以概括中风相关症状，包含了现在的脑卒中、癫痫、晕厥等疾病。在欧洲，中风对应的英文学名为"Stroke"，描述为一种会使人突然摔倒的、丧失意识的或偏瘫的疾病。

脑卒中具有起病急、发病突然、病情较凶险等特点，严重时可致残，给病人身心和家庭造成沉重打击。了解中风的前兆，采取必要干预措施，能有效降低疾病造成的伤害。

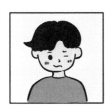

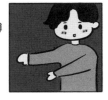

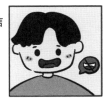

当身边人出现这些情况，就要引起注意：突发性头晕或头痛，身体一侧手脚、面部有麻木感，部分病人还会唇部、舌部麻木；突发性暂时吐字不清；感觉肢体乏力，出现活动不便／不灵活；没有缘由地跌倒、晕倒；意识短暂丧失，或个性、智力发生改变；明显乏力、疲倦，变得嗜睡，经常处于头晕昏睡状态。

小贴士

———

　　中国卒中学会总结了"120"方法，方便大家识别中风。"1"看，即看一张脸是否不对称、嘴巴歪；"2"查，即查看双臂是否发生单侧无力、不能抬起的情况；"0"听，即聆听语言，听是否口齿不清，说不明白。出现上述症状，一定要尽快拨打120，需要争分夺秒送院治疗。

中风看似凶险，却是可防可控的。如养成良好生活习惯，适当增加运动，等等。关键在于控制危险因素——主要是"三高"。如高血压，我国的高血压病人多伴有高同型半胱氨酸血症（也称 H型高血压病），这类病人更容易动脉硬化和形成血栓，中风的风险更高，但可以通过改善生活方式，如补充富含叶酸、维生素 B_{12} 的食物（如猕猴桃、菠菜、黄豆）和药物治疗加以控制。

卒中中心：治疗的"绿色通道"

张伯是一个老烟民，患有高血压多年。某天，家人发现他突然口齿不清，一侧手脚不能动，立即拨打 120。张伯一到医院，医护人员为其开通"绿色通道"，又将他从急诊科推入 CT 室检查，结果显示"没有脑出血"。神经科医生在征得家属同意后，为其进行了静脉溶栓治疗，同时启动卒中团队，通知麻醉科、介入科，进行介入手术。张伯术后转入 ICU，两天后，又能说话了。

这个案例中，卒中中心发挥了关键作用。

卒中中心是一种组织化的卒中救治网络，通过立体整合医疗资源，"横向"包括急诊科、神经内科、神经外科、麻醉科、介入科、康复科等多学科协作，"纵向"集"院前识别—转运—急性期救治—早期康复"等功能于一体，将成熟的治疗理念和技术更快地推广应用于卒中救治，降低了疾病伤害。

人类首个"卒中单元"诞生于 20 世纪 80 年代的北欧，美国

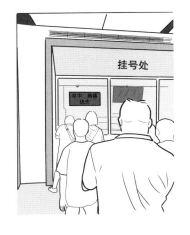

在 90 年代成立了"卒中中心"，随着技术进步和卒中诊疗循证不断发展，全球卒中中心建设快速推进。经过 20 多年的发展，我国卒中中心机制发展迅速，区县的二级医院就设有卒中中心、胸痛中心。所以，当我们走进医院，会发现地面、窗口等显眼处贴有"卒中、胸痛病人优先"的标识。

卒中中心与胸痛中心一样，最核心的急救措施就是"绿色通道"，可以显著降低院内救治的延误风险，让病人在最短时间内得到救治。

急症救治，有且只有一个"快"字

赵伯在家里干活时，突然不能说话了，还流口水，家人下班发现后赶紧拨打了 120，赵伯被送到了卒中中心。经过检查，医生告诉赵伯家属，他中风了，而且是急性脑梗死，因为超过了时间窗，可以做介入，但有后遗症的可能。

救治脑中风、急性心肌梗死一类的急症，最重要的只有一个字——快。

脑损伤几乎不可逆，这是因为脑细胞很脆弱，且不可再生。脑卒中发生后，越早治疗，预后越好，千万不可贻误治疗时机。针对缺血性中风，溶栓类药物使用时间严苛，时间窗为 4.5 小时。在此时间段，可使用瑞替普酶溶栓治疗，对于 4.5~6 小时内的病人，可使用尿激酶或链激酶溶栓治疗；超过 6 小时，就需要神经介入治疗。只有尽早恢复血流，才可以大大降低后遗症的风险。

脑血管介入能做什么？

脑血管介入治疗是一种先进医疗技术，在治疗脑血管疾病（如脑动脉瘤、脑血管畸形、脑血管狭窄和急性脑卒中等）方面体现了优势和巨大潜力。

脑血管介入治疗的原理与心脏介入相同，都是通过皮肤穿刺和血管通道，利用导管、介入器械等，在 X 射线等影像设备引导下，从血管深入，直抵病人脑部病变区域。不同于传统开颅手术，介入治疗不需要切开头骨，创伤更小、恢复更快，而且可以直接作用于病变部位，精准治疗疗效好，安全性也更高。

前文说的脑卒中例子，就是通过介入治疗迅速移除血栓，恢复脑部血流。介入治疗前，一般需要做 CT、MRI 和血管造影，以确定病变位置和性质。

介入治疗也有一些并发症，如血管损伤或出血、新的血管阻塞、感染、造影剂过敏反应等，但利大于弊。相信随着技术不断进步、新器械和材料不断开发，脑血管介入治疗未来必将发挥更大作用。

腰上手术为何导致头痛？

腰椎穿刺是一种采集和分析颅内压力、脑脊液，以了解颅内病变的诊疗操作，也是神经内科常用检查方式之一。其操作方式是将腰穿针刺入腰部脊髓的间隙，用于测定脑脊液压力，采集脑脊液进行常规、生化、免疫、细胞学等检测，获取脑部疾病状况。

只是，明明是在腰上打洞，为何导致头痛？难道是痛感转移了？这是因为腰椎神经与大脑相通，大脑的几个空腔（脑室），充满了一种无色透明的液体，称作脑脊液，每天进行着"产生—吸收"的内循环。在正常情况下，若脑脊液的产生速度与吸收速度差不多，脑脊液压力就保持在平衡状态，而由于腰椎穿刺会抽出一定量脑脊液用于检查，颅压有可能降低，所以病人在术后需要去枕平卧 6 小时。

病人出现术后头痛的机制，除了低颅压外，还可能与术后脑脊液变化和血管扩张有关，此外还与性别、年龄、病史及心理、生理、精神等因素都有关系。

如果病人腰椎穿刺后出现头痛，家属不要惊慌，及时告诉医护人员，他们会采取相应措施，如让病人卧床休息、使用药物治疗及补液等。

颅内压可以连续监测吗？

前文说到，腰椎穿刺术可以测定大脑内的压力，即颅内压测定。重症病人，脑部情况复杂，有时颅内压会突然升高，但又没有做腰椎穿刺，这可能意味着机体自我调节功能失衡，可造成脑干损伤、脑血流灌注不足、继发脑疝等不可逆损伤，甚至引发病人死亡。

所以，科学合理的颅内压监测能为预防和治疗颅脑疾病提供有效依据，可分为有创和无创两种。

1. 有创监测

简单来说，就是神经外科医生进行手术时，先将脑室引流管插入侧脑室，然后连接传感器进行测定。这种操作在 1960 年应用于临床，是测量颅内压的"金标准"，也是较低成本的可靠颅内压监测方法，还可为病人引流脑脊液降低颅内压并将治疗药物直接注入脑内；但存在出血、感染和零点漂移等风险问题。

2. 无创监测

近年来，无创颅内压监测技术不断发展，临床应用日益成熟。有的技术可通过检测视网膜的情况来间接监测颅内压力，还有的可通过测定颅脑血液中含氧血红蛋白的浓度变化，间接估测颅内压的情况。

中风也会缠上年轻人

小刘是一名大学生，身体感到不适，吃了药却不见好转，一天早上突然晕倒在地，舍友急忙拨打 120。小刘在急诊科做了头颅核磁共振检查，发现大面积脑梗死，在介入室进行了脑血管取栓术后，醒了过来。

手术后，小刘转入 ICU，检查发现她的下肢静脉有血栓，但静脉血栓不会引起中风，进一步检查后，发现她有房间隔缺损的先天性心脏病，静脉系统的血栓刚好经过这个缺损，从静脉系统转移到了动脉系统。

很多人认为脑血管病与老年人关系密切，年轻人不必担心。但除了前文提到的小刘的特殊情况，不少临床资料表明，近年来脑血管病加速向年轻群体蔓延，主要是不良生活习惯导致的，如熬夜、抽烟、喝酒、过度劳累、肥胖、高脂高糖饮食。此外，还有开车或伏案工作者，运动量过少、生活及工作压力过大、竞争环境激烈、情绪紧张等内外影响，都容易引发全身血管病变化，成为中风的危险因素。

而在冬春之际，天气突然变冷，中风的发生率也明显增加。

抽筋就是"癫痫"吗？

面临升学的小黄学习压力大，一天在学校突然四肢抽搐，被送到医院。经诊断，医生初步考虑为"可疑癫痫发作"并将其收入病房。经专科医生检查，排除了癫痫的诊断。与他同一病房的小魏，症状则是突然"呆"在那里，别人叫唤也没反应，更没有抽搐的表现，小魏却确诊为癫痫。

一般人认为，癫痫发作就是身体抽搐、口吐白沫。这二人的情况为什么与习惯认知不一致呢？

癫痫发作是因大脑神经功能障碍，造成意识障碍和脑电图异常放电，出现口吐白沫、四肢抽搐等症状，还可以表现为目光呆滞、反应迟缓等认知功能障碍和情绪障碍。

非癫痫性因素导致的抽筋症状，虽然与癫痫发作类似，如肢体抽搐、偏头痛、屏气发作、不受控摆头、髋部甩动、颈部后仰、口吃、横扫动作等，但不存在意识障碍。由于它们临床表现相似，鉴别诊断具有一定困难，20%~30%的病人会被误诊为癫痫。

脑电图是诊断癫痫最有效的辅助手段，准确率在50%以上。除了常规脑电图，很多医院还可以进行视频脑电图检查，其检出率更高、更加安全可靠。核磁共振比CT更敏感，能更好地确定脑结构的病变和异常，特别是海马体的病变。

一旦身边人出现癫痫发作，不要慌张，拨打120的同时，首先应将病人置于安全处，使其保持呼吸道通畅。

若病人呈张口状态，可在其上下臼齿间垫软物（缠纱布的压舌板、卷成细条状的衣角或手帕等），以防舌咬伤。病人抽搐时，轻扶其四肢以防误伤及脱臼。抽搐停止后，将病人头转向一侧，以利于口腔分泌物流出，防止吸入肺内导致窒息或肺炎。抽搐停止后至意识未恢复前应加强监护，以防病人自伤、误伤、伤人、毁物等。

总体看来，大多数病人经药物治疗后情况可控，极大延长了发作周期，部分病人可实现停药且不再发作，也有小部分病人会出现神经功能衰退。对于患有难治性癫痫病人，可考虑手术治疗。

病人昏迷中，为何还要"镇静"？

小刘因头部重伤，被推往 ICU 紧急救治，陷入昏迷的他，在床上也很"狂躁"，手脚不停乱动，怎么制止都没用。ICU 医生给他注射了镇静药，这才慢慢安静下来。

这在 NICU 是常见状况。

如颅脑外伤的昏迷病人，神经系统受到不同程度损伤，会出现无意识地躁动。这些症状会随神经系统受损程度的加深而加重。躁动会增加病人的脑部耗氧，可导致身上的插管脱落，而使用合适的镇痛镇静药物，可帮助减轻病人疼痛，改善其精神症状。

医生需要密切监测这类病人的意识变化，并及时处理，所以，医生通常选择可以使病人能被及时唤醒、没有蓄积作用的镇静药物。

植物人和脑死亡是两码事

老张心搏骤停，经过抢救后，心跳虽然恢复了，但人始终没有醒过来。经过近 3 个月的高压氧治疗后，他终于睁开眼睛了，可是无论家属怎么呼唤，他都没有反应。更奇怪的是，除了脑子，全身其他器官都恢复正常，呼吸机也撤了，甚至一段时间都不需要气管插管。

这种情况就是俗称的"植物人"，称作持续性植物状态（PVS）。一般来说，病人持续昏迷 1 个月以上，称之为一时性植物状态；超过 3 个月还未苏醒，称之为持续性植物状态；多年对持续性植物状态病人进行随访，经客观依据证实，可确诊为永久性植物状态。

病人因为脑干受损不算严重，可能有不规则的睡眠和醒觉周期，会无意识地闭眼、睁眼、眨眼、游动眼球或凝视，视觉反应在一定程度上得以保留，这称为睁眼昏迷和醒状昏迷。

"脑死亡"的表现与"植物人"有天壤之别。

脑死亡意味着整个脑子的功能完全丧失，目前的医疗手段无力回天。病人不仅不能睁眼，对于外界任何刺激都没有反应。呼吸中枢位于脑干部位，脑死亡造成呼吸功能丧失，病人自己是没有呼吸的，需要完全依赖呼吸机。

20世纪60年代，美国科学家提出的"脑死亡"概念，逐渐成为一些国家的死亡认定标准。而我国对脑死亡的判定非常谨慎，仍未将"脑死亡"作为死亡认定标准，近年来更是发布了一系列标准，对判定行为作了严格限制。如有明确昏迷原因，排除各种其他可逆性昏迷后，无自主呼吸、深度昏迷、脑干反射全部消失，同时符合上述条件才可判定为脑死亡。

所以说，脑死亡病人不能起死回生，而植物人病人在精心护理下能坚持多年存活。近年来，经常有"脑死亡者复活""脑死亡10年后因植物状态拔胃管与否告上法庭"等骇人消息，令人瞠目结舌，啼笑皆非。

第七章

——

意外来了不要慌

认识创伤重症

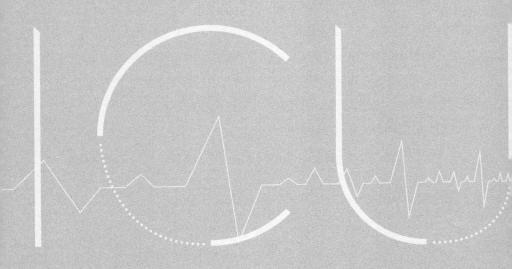

车祸创伤被送入 ICU 治疗

小邱是一名外卖员，送餐过程中发生车祸，头部和胸部受到严重创伤，在急诊科做了全身 CT 检查后，医生建议他进入 ICU 监护治疗。

"出了车祸，一定要进 ICU 吗？"

创伤多由突发事件造成。很多创伤病人当时没有临床表现，看起来伤情不重，但要留意迟发性损伤的发生。例如，迟发性脾破裂占脾破裂的 15%~20%，一旦发生，病死率比普通脾破裂病人要高很多。所以，因车祸进入 ICU 的病人，可能需要经常复查 CT。

生活中，任何因创伤导致生命体征不稳定、需要复杂医疗干预或监测、存在严重并发症风险等情况，都应该进入 ICU 监护治疗。受创伤后应进入 ICU 监护治疗的具体人群如下。

1. 生命体征不稳定病人

包括心跳、呼吸或血压极不稳定，需要立即监控和干预的病人，以防止状况恶化。

2. 头部严重创伤病人

头部严重创伤可能导致脑水肿、颅内压增高或其他严重并发症，需要进入 ICU 持续监测和管理。

3. 机械通气病人

如撞击导致肺挫伤、肋骨等严重损伤的病人，这些病人因呼吸功能严重受损需要机械辅助呼吸。

4. 多种创伤病人

涉及身体多个部位或器官的严重创伤，如同时伴有胸部、腹部和四肢伤害，可能需要复杂的医疗干预和密集监护。

5. 休克病人

无论是大量出血还是感染引起的循环衰竭，都需要在 ICU 接受治疗。这些病人一般也需要依靠药物维持血压。

6. 潜在严重并发风险病人

如脏器穿孔、严重感染（如败血症）或其他有可能危及生命的病人。

7. 严重烧伤病人

病人如涉及面积大、深度深的烧伤，恢复期较长，需要精细护理和监控。

8. 大手术病人

创伤病人在紧急手术或重大手术后，都需要特别监护以确保生命体征稳定。

病人腿骨折，肺跟着也出问题

谭阿姨因跌倒造成骨盆骨折，进入骨科治疗。第二天，她感觉胸闷、胸痛，喘不上气，按了紧急呼叫铃，护士给她上心电监护仪，发现其血氧饱和度不到90%。医生马上通知家属，并对谭阿姨进行抽血、增强 CT 等检查，结果诊断为急性肺栓塞。由于血氧饱和度一直偏低，她被送进了 ICU。家属很不理解："明明摔跤没伤到肺，肺怎么会出问题？"

骨折后的肺栓塞，除了血栓外，还要注意脂肪栓塞综合征（FES）。出于创伤等原因，皮下脂肪进入血液。这些脂肪颗粒聚集在肺和脑等器官的微血管，造成微循环栓塞，从而引发多个部位的缺血坏死，表现为呼吸系统、神经系统病变和皮肤黏膜出血。

临床上，肺部的脂肪栓塞多见，发病凶险，早期诊断存在一定困难，极易误诊，病死率高！脑脂肪栓塞则是严重创伤和骨科手术后严重的并发症。由此可见，"骨折伤肺"确实不算稀奇。

ICU 医生会告知病人和家属注意事项，如骨折或骨科手手术后两三天内，是 FES 的高发时段，一旦出现，应该马上呼叫医生进行抢救。

骨折还会导致心搏骤停哟！

蒋伯因为骨盆骨折，入院治疗一个多星期，慢慢觉得不那么疼了，想稍微坐起来舒展一下，突然觉得喘不上气，等医护人员赶到时，他已经没了呼吸和心跳，医护人员马上进行心肺复苏抢救。一个骨折病人，怎么就突然心搏骤停了呢？

不少骨折病人，尤其是下肢骨折病人，需要较长一段时间治疗和恢复，并发症难以避免，如常见的下肢深静脉血栓，严重时会导致肺栓塞。这是因为，长期卧床会对下肢功能造成影响，加之骨折造成内出血，会影响凝血功能，增加了下肢深静脉血栓发生风险。

病人对此难以察觉。ICU 医生提醒家属注意，当病人出现腿部肿胀、疼痛、皮温升高和红斑时，可能发生深静脉血栓，应及时告知医护人员。而大面积肺栓塞，会导致呼吸、心跳骤停，致人死亡。

预防深静脉血栓的关键，在于"动"起来。

如果下肢允许活动，可进行被动的康复运动，如使用弹力袜、肢体气压治疗，减少深静脉血栓的形成。另外，医生评估骨折病人风险状况后，会给予抗凝药物，以减少静脉血栓形成的风险。

研究发现，高龄、肥胖、糖尿病和高脂血症都是深静脉血栓形成的高危因素，这类病人和家属应加以注意。

为什么受伤后想喝水？

很多创伤病人入院后感到"口渴"，强烈要求喝水，这是什么原因？

按照治疗原则，严重创伤病人入院后必须禁食、禁水，等到病情趋于稳定才能正常饮食，由于长期的液体限制，会表现出口渴。实际上，病人"口渴"是由身体大量失血造成的，"喝水"并不能解决问题。

严重创伤病人会由于失血过多导致休克，但是在抢救时，大量输液会导致凝血功能障碍，以及对肺、脑等器官造成"二次伤害"。数据显示，对于合并颅脑损伤的严重多发伤病人，院前大量补液并不能改善其预后。而无论儿童还是成年病人，院前大量补液可能导致并发症，增加死亡风险。

所以，对创伤休克病人，不能像对其他休克病人一样，输注大量液体，反而应该限制性输液，因此其血容量相对不足，容易出现口渴。

输血并不是越多越好！

输血对于创伤或其他疾病病人，是一种常见治疗措施。尽管输血可以挽救生命，但也伴随一些并发症。

1. 传染病

包括但不限于艾滋病、乙型／丙型肝炎和梅毒等。如今血液制品经过严格筛查，感染风险大幅减少，但是输血的传染风险依然存在。

2. 输血反应

分为溶血性和非溶血性两种。溶血性输血反应通常在输血开始后 24 小时内发生，表现为发热、寒战、背痛等，延迟反应可能在输血后几天至几周内出现；非溶血性输血反应包括发热、过敏反应等。一旦出现输血反应，应进行相应检查和支持性治疗。

3. 输血相关性急性肺损伤

一般出现在大量输血之后 6 小时内，症状与急性呼吸窘迫综合征相同，包括急性呼吸困难、低氧血症，也有出现肺水肿的情况。

4. 代谢并发症

创伤病人院前大量输血会引发低钙血症，增加死亡风险；应同步监测病人电解质水平和酸碱状态。还有一些病人输血后，体内产生抗体，可能导致输血反应，尤其在多次输血的病人中较为常见。

可见，输血虽然是一种常用的安全医疗措施，但仍有可能出现并发症，并不是输血越多越好。

第八章

——

做生活的有心人

认识感染及其他常见重症

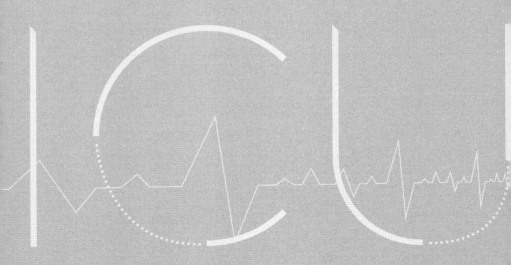

脓毒症是哪里生脓了？

人们对"脓毒症"这个词既陌生又熟悉。日常生活中，人们会遇到"脓"和"毒"这类情况，可能不会放在心上，当它们连在一起变成"脓毒症"时，好像又比较陌生。难道是两个小毛病同时发作了？

因此，很多人听到自己或亲属得了脓毒症，第一反应就是伤口流脓，或是中毒了，觉得没什么大不了。最常见到的情形：医生很着急，觉得很严重，家属往往一脸懵、没有表情。这时候医生要跟家属仔细讲解脓毒症的危险性和严重性，家属才会慢慢开始理解。

作为最近二三十年随着ICU的发展才逐渐被人们认识的疾病，脓毒症也是ICU收治的主要病种和致人死亡原因之一。全球脓毒症联盟公布的数据显示，2020年全球有4890万脓毒症病例，其中1100万例死亡病例！

脓毒症的历史可以追溯到希波克拉底所在时期。早在公元前400多年，他就关注了脓毒症，当时的描述是"腐败"。19世纪的医学家发现，重症病人大多死于感染引起的机体反应而非感染本身。直到1991年，美国才提出脓毒症的定义。2002年，欧美国家共同发起著名的"拯救脓毒症运动"，并于2004年发布了指南。如今，脓毒症的诊断标准和定义更新到第三版，旨在不断完善对脓毒症的认识、诊断、治疗及ICU处理，降低脓毒症的病死率。

按照现在的定义，脓毒症是由于机体对感染的反应失调，导致危及生命的器官功能损伤。除了感染，更应关注的是机体应对感染时所发生的复杂病理生理反应，这会造成生命危险。

治疗脓毒症，往往会用到高级抗生素。加之脓毒症通常涉及多器官，一旦出现多器官衰竭，需要用到呼吸机、血液净化等措施，治疗费用比较贵。欧美国家的脓毒症病人平均医疗费超过三万美元。

腰痛尿急不可大意

王阿姨退休在家，一次长途旅行回家后，发现自己尿频尿急，并伴有腰痛。她一开始没太在意，过了两天出现高热，还有打冷战、头晕、喘不上气的情况，这才来到医院就诊。医生告诉她，除了尿路感染，细菌可能还侵入了血液、损伤了肺，甚至会引发休克。这是脓毒血症的症状。她被送进 ICU，经过几天的治疗，才转到普通病房。

脓毒血症是细菌侵入血液中，引起的全身性炎症反应，它的危险性比其他脓毒症更凶险，更容易并发多器官衰竭，病死率更高。

侵入的部位，除了肺部，腹腔和泌尿系也是多见的原发部位。尿源性脓毒血症是 ICU 常见的危重症疾病，其中泌尿系结石、手术、肿瘤、尿液反流疾病及妊娠都是高危致病因素。

老年人或免疫功能低下人群，出现了尿频、尿急、尿痛和腰痛等泌尿系感染的症状，一定要及时治疗，以免发展为脓毒血症。

发炎与感染的区别

邓阿姨因为心衰在 ICU 治疗，后脱离了无创呼吸机，准备转入普通病房，然而每天发烧不止，炎症指标（C- 反应蛋白）高，用了几天抗生素没有好转，腿痛也越来越厉害，并伴有明显的红肿。这时问她，说是之前因为关节炎一直吃药，住院后停药了。医生调整了用药，第二天她的体温恢复正常，炎症指标也慢慢下降了。

有时候，大家往往认为发炎就是感染，其实不然。

感染指病原体（如细菌、病毒、真菌或寄生虫）侵入机体并在体内繁殖，引发组织损伤或疾病。如果人体免疫系统对入侵的病原体产生炎症反应，就会导致发炎。发炎一般指炎症反应，是人体对各种损伤因子的防御性反应，不仅限于感染，也包括物理损伤、化学刺激或免疫反应。

感染会引发炎症，但炎症不一定由感染引起。

功能障碍又不是衰竭，有那么严重吗？

丁叔因为重症感染进入 ICU，医生告诉家属："病人出现多器官功能障碍，情况很严重！"家属却不以为然："不就是功能障碍了吗，又不是功能衰竭。"

其实，多器官功能障碍综合征（MODS）就是以前说的多系统器官功能衰竭（MOF），指机体遭受严重创伤、感染、大面积烧伤及中毒等急性损伤后，同时或连续性出现 2 个以上系统或器官功能障碍的临床综合征，肺、心、肾、肝及脑等重要器官更容易受累。美国 MODS 的发病率为每 10 万人中 240~300 人，ICU 病人如果并发 MODS，病死率为 30%~40%。

1991 年，国际上开始采用 MODS 替代 MOF，就是让广大医疗工作者，不要只看结果，而是强调发生衰竭的过程。在发生衰竭之前，及时根据 MODS 发展的病理生理特点，采取针对性预防、治疗手段，阻断衰竭的发展，减少功能障碍器官种类，降低病死率。

DIC 有那么可怕？

微血管是连接小动脉和小静脉的网络，为组织和器官供应营养和排出代谢产物，就像一棵大树的根系，"根深"才能"叶茂"，所以，如果微血管出现问题，器官功能必然受到影响。

弥散性血管内凝血（DIC），顾名思义，就是全身的微血管出现凝血功能紊乱，导致微血管内的广泛血栓形成。微血管"堵塞"了，对器官功能的影响可想而知，其治疗难度大、致死率高。

DIC 直接损伤微血管体系，毛细血管、小静脉、微动脉内的微血管血栓广泛形成，导致体内凝血因子被大量消耗，进而引起微循环衰竭和严重出血。就像一棵树的根系被破坏了，树木再茂盛，迎接它的终将是枯竭。DIC 的临床表现除了各种部位出血，还有休克及多器官功能衰竭。

高达 30% 的 ICU 病人会出现 DIC 症状，感染是最主要的诱因。其他原因，如肿瘤、羊水栓塞或胎盘早剥等，以及严重中毒或免疫反应，都会引发 DIC。

目前明确有效的治疗药物极少，只能对症治疗。新药仍处于研发阶段。

发热就是感染吗？

小王在一场车祸中头部受到重创，经过精心治疗，病情慢慢稳定下来。只是一直不明原因发热，做了血常规、胸片等检查，没有发现异常，而且他的心率也不快，医生最后诊断为中枢性发热。

这是因为，人的大脑有个特殊部位，在下丘脑前部－视前区，专门控制体温，这个部位一旦受损，将导致体温调节中枢功能异常。产热和散热失衡引起的高热现象，属于非感染性发热。

中枢性发热就是非感染性发热，病人体温可达 41℃，高热持续时间长，波动较大，胸部和腹部隆起，四肢体温低且不对称（即全身皮肤、四肢发凉），呼吸、脉搏不随体温变化而变化。

除了中枢性发热，ICU 常见的非感染性发热还有药物热，机制与药物过敏一样，发热期会在首次用药的 7~10 天，体温可为 39~40℃。药物热导致的体温虽高，且退热药效果不佳，但病人精神状态及血压等一般情况尚好，只要停用相关药物，体温就能自行下降。

可怕的小虫子

刘阿婆来自广东清远，发热后在当地住院，几天下来热没退，反而多器官功能衰竭，主要是肝脾肿大、没有小便、全身瘀斑，扎针的针口渗血。转来广州的医院后，经过仔细检查，发现她的腰上有一处虫咬的伤口（焦痂与溃疡的形态很特别）。考虑到病人经常上山砍柴、下地干活，立克次体筛查显示为阳性，经验丰富的医生马上就想到了恙虫病。经过治疗，她的病情很快得到控制，器官衰竭也逐渐好转。因为恙虫病很少大流行，所以容易被忽略。

有人不禁好奇："这是什么虫子？小小一口几乎要人命！"

这是一个重症恙虫病的典型案例。恙虫病，又名丛林斑疹伤寒、洪水热等，是一种由恙螨幼虫叮咬引起的传染病，容易引发多器官功能衰竭。由于发病早期症状与感冒差不多，容易误诊或漏诊，一旦导致严重并发症，病死率剧增。

恙虫病影响范围广泛，是亚太地区公共卫生重大威胁，东南亚尤其多见。我国自 2006 年重新实施病例网络报告以来，恙虫病发病率逐年上升，在东南沿海地区多发。恙虫病一年四季皆流行，南方多见于夏季，北方多见于秋冬季。广东全年流行。

感染恙虫病后，临床症状和并发症"大而全"。症状包括发热、皮疹、特征性焦痂与溃疡、淋巴结及肝脾肿大，可引起中毒性肝炎、支气管肺炎、心肌炎、脑膜炎、消化道出血和急性肾功能衰竭等并发症。

恙虫病的特殊焦痂和溃疡，是恙螨叮咬后局部组织坏死形成的特异性体征，其成为诊断恙虫病的重要线索，见于 70% 以上病人。

近年来，随着分子生物学快速发展，恙虫病诊断手段日益更新，尤其是对未发现明显焦痂病人有明显的作用。及时的用药和ICU 的器官支持治疗，使得我国的羌虫病病死率明显下降。

为什么糖尿病病人容易昏迷？

荔枝作为岭南佳果，深受老广喜爱，身患糖尿病的刘伯，也忍不住"日啖三百颗"。这天，家人发现他晕倒在自家果园，紧急将其送往医院。急诊科为刘伯做了快速血糖测试，发现血糖值已低到测不出，经过升高血糖、气管插管等一系列紧急处理后，刘伯被送进 ICU。家属不免疑惑："荔枝那么甜，怎么可能引起低血糖？"

这是因为，荔枝所含的果糖，并非人体直接吸收的葡萄糖，需要转化后才能受用。短时间内过量食用荔枝，身体堆积大量果糖，会刺激胰岛素分泌，来降低血糖。有些糖尿病病人血糖调节能力差，容易出现低血糖。

糖尿病病人出现低血糖昏迷的情况并不少见。

主要原因有未遵医嘱擅自加减降糖药物种类或剂量，服药后进食少或未进食，合并感染、呕吐、腹泻，以及空腹运动量过大等。希望引起糖尿病病人家庭的注意。

低血糖昏迷时，常伴有面色发白、心慌、出汗、颤抖、无力、眩晕等症状，可使用血糖仪进行监测。确定发生低血糖，用温开水冲服 15 克蜂蜜、白糖或葡萄糖等单糖，能有效缓解症状；15 分钟后再测，如果血糖仍低于正常值，再冲服 15 克单糖；15 分钟后再测，如果仍没有好转迹象，应该立即就诊。

糖尿病病人昏迷的原因，除了低血糖，还有糖尿病酮症酸中毒、糖尿病非酮症高渗性昏迷等。

糖尿病酮症酸中毒，会导致血糖急剧升高，引发高血糖、高血酮、电解质紊乱、代谢性酸中毒等症状，具有发病急、发展较快、病情危重等特点，如果救治不及时，会导致昏迷、休克，甚至死亡。

糖尿病非酮症高渗性昏迷，症状包括烦躁、幻觉、嗜睡、定向障碍、偏瘫等，直至昏迷。针对这类病人尚无特效疗法，主要以补液、降糖、纠正水电解质紊乱和酸中毒为主。中老年人是这类疾病多发群体，病死率较高。

热死人这件事不只发生在古代

老石是一名车间工人，突发中暑倒在工作岗位，只见他四肢抽搐、意识不清、恶心呕吐，体温飙升至42℃。同事们取来冰块、风扇给他降温，并拨打120。医院急诊科迅速做了气管插管，并以"热射病"将老石转入ICU。

此时的他，并发了多器官衰竭，包括脑水肿、急性肺损伤、肝肾功异常和凶险的DIC。对此，ICU医生做了血液净化等抢救措施，又用上最先进的体外膜肺氧合（ECMO）。最终还是无力回天。

有人认为，中暑这点小状况，怎么可能死人呢？肯定是那些人的身体素质太差了。其实不然。

热射病，又称"重症中暑"。早在我国魏晋时期的佛教壁画中，就有超度热死者的画面。自有记录以来，中暑及因高温（热）相关疾病造成的死难者人数，可能超过全部自然灾害死难者之和。欧洲每年有超过 25000 人因热射病而死。

人体正常体温一般在 36~37℃，当环境温度超过 30℃，就会觉得热。长时间暴露在高温、高湿环境中，容易导致身体机能失调，出现体温升高等异常。当体内器官的温度升至 40℃时，更会造成中枢调节障碍、汗腺功能衰竭、水电解质流失过多，还伴有急性肝肾衰竭、心律失常、脑水肿、休克等，甚至多器官衰竭。

热射病的治疗关键是迅速降低病人体内器官、血液的温度，保护损伤的器官，防止凝血功能紊乱。即便得到及时治疗，病死率仍高达 10%~50%。所以，千万不可轻视中暑，真会"热死人"。

小贴士

———

夏季户外活动时，必须做好防暑降温工作，切记戴好帽子、穿好长衣长裤，避免皮肤直接暴露在太阳下；大量出汗后及时补充盐分和水；出现头昏、胸闷等症状，应第一时间到阴凉处避暑，及时就医。

第九章

药物之外的努力

重症营养与康复

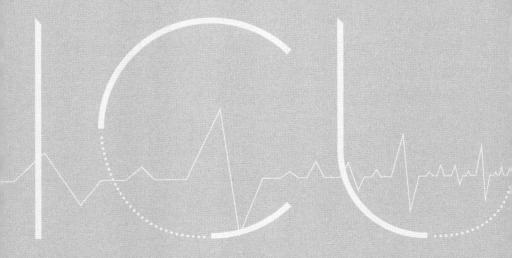

肠内营养

邹阿婆左边的肺先天没有功能，平时在家里用制氧机，进入 ICU 后用上无创呼吸机，一旦拿开呼吸机面罩，她就喘得厉害，医生给她插了胃管，输入"流质"食物，这就是肠内营养（EN）。但过了两天，老人家出现呕吐、腹泻的症状，家属质问："是不是吃的东西不卫生，把肚子吃坏了？"

许多病人在输入肠内营养后，会出现呕吐、腹胀、腹泻等不耐受的情况，这在 ICU 很常见。ICU 医生建议，虽然在条件允许的情况下，应尽早输入肠内营养，但也要注意不耐受等问题。造成肠道不耐受的诱因，除了营养液和给予方式外，还包括以下因素。

1. 禁食时间

禁食时间越长，可能越不耐受。当机体长期处于禁食状态，缺乏外来食物刺激胃肠道，会使绒毛萎缩、黏膜变薄、胃液分泌减少、肠道菌群失调，导致胃肠功能紊乱。

2. 药物因素

比如，抑酸药物会抑制病人酸性胃液分泌，改变胃肠道 pH 值，细菌增殖及移位，增加了重症病人肠内营养不耐受的概率。

3. 重点人群

高龄病人。高龄人群胃肠道不良反应较为常见，需引起足够重视。高龄病人胃肠道功能加速退化，表现为胃肠蠕动减缓、肠道细胞衰退、功能减弱，加上长期疾病困扰，处于严重应激状态，胃肠道功能进一步受损，容易出现不耐受。

低蛋白血症病人。常发生胃肠道黏膜水肿、渗出的腹泻，不仅增加感染风险，更易发生肠内营养不耐受。

休克病人。因为胃肠道缺血、缺氧，消化能力下降，使用升压药又会削弱消化能力，减少胃肠道血液流动，从而增加了病人肠内营养不耐受的风险。

说说进口营养液这件事

王阿伯的子女很孝顺，得知他在 ICU 需要通过胃管进食，于是买来进口营养液。吃了一段时间，医生却说，老人家消化不了，出现呕吐、腹泻的情况。家属不免委屈："我们专门买的进口营养品，爸爸怎么还吃不消了？"

这其实是常见现象，与进口营养品无关。

有的营养液含有乳糖，对于乳糖不耐受的病人，可能会不适应；有的营养液中脂肪含量高，有的病人用了也会不耐受；有的营养液含有特定成分，如乳制品、鱼油等，甚至还有添加剂和防腐剂，这些都有可能导致病人过敏。这与进口不进口没有太大关系。不同国家和地区的饮食结构确实存在差异，如蛋白质、脂肪和碳水化合物的比例，如果配方与病人饮食习惯差异较大，可能会引起不适反应，但临床上常用的肠内营养液是根据大多数人的营养需求设定的，很多时候，出现不耐受，是个体差异、病理状态或消化吸收能力变化引起的，病人需要时间适应新的营养液。

无论是国产的还是进口的肠内营养液，其电解质、微量元素配比、膳食纤维类型和含量的标准各不相同，如果突然变换营养液的品牌，病人可能需要时间适应这些变化。

为了减少不适应现象，所有的肠内营养液都需要从小剂量开始，逐渐增加用量，并密切监控病人反应，包括消化状况、营养状态等情况，及时调整方案，提高营养治疗的效果和舒适度。

ICU 的病人由于病情危重复杂，不同阶段所需营养支持也不尽相同，制订个体营养治疗方案，会大大提升病人的治疗效果和预后。所以，很多 ICU 会请营养师参与到病人的治疗中，根据病人的需求调整营养液配方。

肠外营养

小赵刚刚做完结肠手术，暂时不能够吃东西，只能靠输液来补充营养。这便是肠外营养（PN）。

顾名思义，肠外营养是一种通过静脉给人体提供营养的治疗方式，用于无法通过正常饮食或肠道无法自主摄取足够营养的病人，常用于严重病患、手术后恢复、患有消化系统疾病，以及因疾病或伤害无法正常饮食或吸收营养的人。

肠外营养就是人们熟悉的输营养液。

肠外营养液包含人体必需元素，如葡萄糖、氨基酸、脂肪乳、维生素、矿物质及微量元素。与平常输点"营养针"不同，肠外营养一般需要在很大的营养袋中配制，体积是平常输液袋的几倍大，因为输送的营养液浓度较高，需要通过中心静脉导管（CVC）输入人体。CVC 可以进入大静脉，如颈静脉、上腔静脉或股静脉，不会引起静脉炎，但有感染的风险。而通过手臂或腿部的普通外周静脉导管（PVC）输送的，一般是营养需求较低或短期治疗病人。

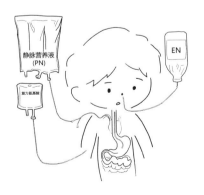

ICU 有一类特殊的病人，

明明可以自主摄食，却还是通过肠外营养额外补充。病人不理解，家属常常也感到疑惑。这是因为病人存在胃肠道功能障碍，虽然可以自己吃东西，但进食的能量和营养不能满足自身需求。

肠外营养虽然有效，也伴随一些风险和并发症，如管道感染、肝脏功能异常、电解质失衡、高血糖、脂质代谢异常等。

都这么胖了，还营养不良？

戴伯因为呼吸困难，一直在 ICU 监护治疗。营养师评估后，认为他营养不良，需要加强营养。可他的体重超过 180 斤，家里人也说，老人都这么胖了，哪来的营养不良？

传统观念认为，胖意味着"富态""福相"，象征美好寓意。这一看法遭到越来越多的质疑。

一般来说，肥胖是身体质量指数（BMI）超过 28 的状态（BMI= 体重 ÷ 身高的平方），表明摄入能量超出身体的消耗量，过剩能量储存为脂肪 / 油脂，会引发健康风险和营养问题。此外，肥胖个体可能摄入了大量热量，但并不意味着摄入了足够和均衡的营养。

长期高糖、高脂肪且缺乏必需维生素、矿物质和其他微量营养素的饮食习惯，会引发肥胖。表面上看，肥胖是营养过剩，实际上是营养不良。例如，肥胖人士钟爱的"热量炸弹"，多是营养价值低的食物，如快餐、加工食品，对人体有益的成分不多，反而增加了慢性疾病风险，如心脏病、糖尿病、高血压和某些癌症。

随着生活水平的提高，大众的饮食结构也发生了变化，汉堡、炸鸡和奶茶等高脂、高糖、高盐饮食越来越多；社会压力的增加，让很多人开始吃宵夜、喝酒，而且长期久坐、久卧，严重缺乏运动；网络的发达，又产生了一批"吃播"，不断影响着大众，还惹得很多人模仿。这些都是现代人肥胖的原因。

营养师会借助"营养评分表"评估病人状况，从而制订营养方案。除了体重或体脂肪率，病人的年龄、病史、一周内的进食量等指标也可以一定程度反映病人的营养状况。

与在普通病房一样，ICU 的病人也需要尽可能地增加对全谷物、新鲜水果和蔬菜的摄入，减少高糖、高脂肪食物的摄入，改善营养状态以减轻肥胖带来的健康风险。

因此，良好的营养状况是构筑高质量生命的基石，摄入足够能量和人体必需营养素缺一不可。

人血白蛋白一定好吗？

我国是白蛋白重要进口国之一。特别是在十几年前，经常会看到这样的新闻：某某跑遍全市各大药店，为的就是找到药品——人血白蛋白。造成白蛋白供不应求的原因是什么？

除了原材料血浆的供应量，长期以来，由于医疗信息不对称，人们对人血白蛋白产生一种近乎迷信的崇拜。许多人认为，血液是药品，从血浆提取的白蛋白更是"补品"，从而引发滥用或误用白蛋白的现象。人血白蛋白一度成为医院消费量最大的药品。

在医生眼中，人血白蛋白主要用来增加循环容量，改善人体微循环，适用于失血性、感染性休克、脑水肿、肝硬化及肾病引起的水肿或腹水、低蛋白血症、烧伤等的辅助治疗。它并不是万能神药。人血白蛋白主要从血浆中提纯所得，虽然可提升病人机体血清白蛋白水平，但始终是血液制品，存在过敏等风险；而且白蛋白是在肝脏合成的，如果一味补充白蛋白，不注重自身合成和消耗的问题，也只是治标不治本。

应该确立科学治疗观念，合理使用人血白蛋白，达到预期治疗效果，不造成人血白蛋白资源浪费、给病人增加经济负担。严重过敏、心力衰竭等病人更应该慎用人血白蛋白。

床上康复进行时

刘叔因为慢支肺气肿急性加重住院，又因为严重感染，上了呼吸机转入 ICU，治疗几天后，人还不能完全脱离呼吸机，医生要求他每天带着气管插管坐在床边。

这其实是在帮助重症病人"肺康复"。

呼吸重症病人的"肺康复"训练，涉及呼吸功能训练、运动训练、营养和心理支持等方面，既充分考虑了病人情绪，又有助于康复治疗，是一种"标本兼顾"的措施。对病人早日脱离呼吸机，增强治疗的信心，减少并发症发生率，提高生活质量有着重要意义。

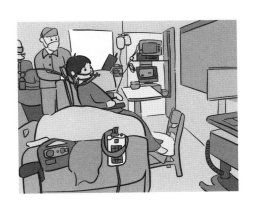

　　一般来说，由康复治疗师评估病人康复介入的时机，并负责实施。病人转入 ICU 后的 24~48 小时，如果心率、血压等生命体征稳定，呼吸机依赖程度小，可以逐渐开展离床、坐位、站位、躯干控制、移动活动、耐力训练及适宜的物理治疗等活动。

　　如果病人存在运动障碍，康复治疗可采取"被动运动＋辅助运动"相结合的方式，包括肢位摆放的位置、体位变换、躯干控制能力训练、保持关节活动度训练、多途径感觉运动刺激，等等。

　　如果病人是清醒的，肌力达到一定自理程度，就可以转变为主动运动为主的方式，如先将床头抬高，帮助病人自主坐起，维持坐位平衡，然后过渡到床边坐位。如果病人的肌力进一步好转，还可以在外力辅助下从床上转移到椅子上，直至不需要搀扶也能独立完成床椅转移。

　　另外，病人还可以在床上做一些力所能及的运动，如简单的伸展、深呼吸等。有报道称，坐式的八段锦或者太极拳，也对病人的康复有一定的作用。

"接地气疗法"或许有用

当病人的肌力恢复接近正常水平，开展进一步的康复活动尤为必要，病人终于可以"下床活动"了。例如，依靠步行架、拐杖等辅助进行站立练习，逐渐过渡到可不借助工具自主站立，且在轻外力作用下仍可维持平稳；还可以在他人帮助下，辅助进行踏步，步态稳定后在助行器或外力辅助下走动，直至独立行走。

研究发现，早期下床活动能有效降低呼吸机使用时间和二次插管率，提高 ICU 病人呼吸机撤机的成功率，还可以减少住院时间，降低出院后的远期死亡率和再入院率；还可以在心理层面，减轻呼吸机病人的负面情绪和身心压力，减少谵妄发生，极大增加了病人的自信心和康复的信念。

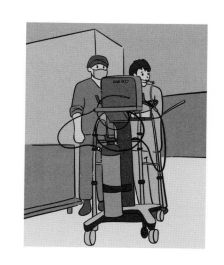

同时，下床活动也促进了病人腹腔脏器运转，让咳嗽及排痰更容易，减少肺部炎症，改善心脏、肺脏的功能，为机

械通气撤机打下基础；还调动了全身肌肉活动和功能恢复，促进消化功能、增强胃肠道蠕动，进一步改善营养的摄入状况。

有学者发明了一种叫作倾斜台的设备，帮助 ICU 病人更好地进行床边活动。借助倾斜台训练，病人可以提高意识水平和呼吸功能，避免不良的生理影响。

当然，在床边活动的过程中，如果出现明显的胸闷、胸痛、气喘、眩晕、脸色苍白或大汗淋漓等症状，说明病人对当前活动不耐受，医护人员应停止当前活动并修改方案。

床上也可以踩单车

老秦已经在 ICU 住了几个星期，由于中风后遗症需要长期卧床，他每天要做的一项运动是"踩单车"：康复师将一种特殊的自行车推到床边，将病人双腿固定在脚蹬上，躺在床上就可以"踩单车"。

床旁功率自行车，又称作下肢功率自行车，是一种临床应用比较普遍的训练模式，具有安全性高、操作方便、可行性高等特点，可以改善病人的心肺功能及增加肌肉的力量。

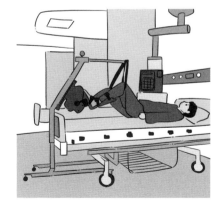

这种自行车具有多种训练模式，针对无法自主运动的病人、肌力微弱的病人及有较强残存肌力的病人，可选择相对应模式。自行车一开始的阻力水平通常为零，根据病人体能和耐受水平，康复师会相应增加阻力和踏车时长。在此过程中，应实时监测病人状况，做好记录和观察。

对中风病人来说，床旁功率自行车可以模拟正常走路，锻炼髋、膝、踝等关节，促进下肢肌肉恢复，帮助找回走路的感觉；主动运动的参与，提高了大脑皮质兴奋性，帮助病人恢复或建立新的"运动—神经"通路；而不同阻力的练习，可以帮助病人巩固训练模式，稳定其下肢各关节间的协调关系。

当然，也有些病人不适合这种床边运动，如存在骨盆创伤或下肢、腰椎创伤、脑部器质性病变、深静脉血栓的病人。医护人员和康复师会根据实际情况进行决策。

危重症康复中的中医药

随着信息传播畅通和生活水平的提高，越来越多的人注重中医养生，我们在 ICU 病人的疾病康复过程中，常常会听到这样的问题："医生，我们家里有备用的安宫牛黄丸，能不能拿过来给病人吃？"

我们来看看安宫牛黄丸说明书上写的适应证：热病邪入心包、高热惊厥、神昏谵语、中风昏迷及脑炎、脑膜炎、中毒性脑病、脑出血、败血症。所以，对于前面所讲脑卒中以及脓毒症的病人，如果合并高热的，是合适使用的。需要注意的是，安宫牛黄丸可能含有重金属，使用不当会导致中毒等问题，所以，需要在医生的指导下服用。

另外，中医认为脏腑功能失调，气血亏虚都是脑卒中的发病基础。活血化瘀、祛痰息风、醒脑开窍是重要的治疗方法，使用三七粉、丹参、红花、代赭石等中药组成的醒脑开窍通络汤等方药，对脑卒中有一定的治疗作用。除了安宫牛黄丸，羚羊角粉、全蝎、僵蚕、地龙等中药有平肝息风、定惊通络的作用。

而对于前面讲到的心脏支架手术，有观点认为，心脏介入手术虽然把血管打通了，但不管是支架置入还是球囊扩张，其瞬间产生的机械压力，不仅对狭窄管腔内的斑块造成挤压，也对血管的正常组织结构造成损伤。在中医看来，这种方法可看作"破血"的作用，破血就会有耗气伤血的弊端，如果病人伴有心慌、出汗、气短等症状，就预示有"虚"的情况，而使用当归、丹参、生地黄、瓜蒌等组成的养心通络汤，可补病人的"虚"，还可以通病人的"瘀"，与介入治疗相互补充。

肺康复方面，除了前面章节提到的八段锦等，很多中药都有补肺的作用，如黄芪有补肺养血的功效，现代药理学研究也证明黄芪中含有的皂苷类、多糖类等多种有效成分，有调节机体免疫、抗菌抗炎的作用。而补中益气汤等经典方剂都有促进肺康复的作用。

中医药在胃肠道重症的康复方面，在前面章节也已经提到。而我们的传统治疗方法，针刺、推拿等，在重症康复方面已经得到广泛应用，其临床疗效也得到了越来越多康复中心的认可。

正是因为重症病人往往伴有多系统、多器官的功能紊乱，而中医药更加注重整体观念，通过调节阴阳、气血、脏腑的功能，疏通经络，从而达到人体的整体平衡，促进机体的自我康复能力，改善症状和病人生活质量。大家逐渐认识到中医药在重症康复的作用，将西方的康复技术与中医康复技术相互融合，发展具有中华文化特色的康复治疗技术。

附录

重症病人汤水食疗指南

肺部疾病的病人

○ 雪梨南北杏瘦肉汤

用料：新鲜雪梨 3 个，瘦肉约 400 克，南北杏共 15 克。

做法：杏仁在温水中浸泡至少 1 天，去水。雪梨洗净，去皮除芯。水开，
下猪肉、梨和杏仁，大火烧开，改文火煲 2 小时，调味即可。

说明：杏仁含有钙、磷、铁、硒等多种矿质元素和维生素 E、维生素 B_1、
维生素 B_2、维生素 B_5、维生素 C 等，营养价值丰富。杏仁分为南
杏仁与北杏仁。北杏仁，也称为苦杏仁，呈扁心形，表面黄棕色至
深棕色，一端尖，另一端钝圆、肥厚、左右不对称；性温，味苦，
有小毒，归肺、大肠经；有降气止咳平喘、润肠通便的功效，适
用于咳嗽气喘、胸闷痰多、肠燥便秘等症。南杏仁，也称为甜杏
仁，颗粒大，壳纹较粗，淡黄色；性平，偏于滋润及养护肺气，

作用缓和；其润肠通便之效更为明显，适用于肺虚久咳或津伤、便秘等症。

注意：北杏仁内服不宜过量，以免中毒，也不适合直接食用。未经加工的杏仁毒性较高，成人吃 40~60 颗、儿童吃 10~20 颗，就有中毒的风险。煲汤前建议浸泡或炒熟，以消解其毒性。

功效：此汤清肺化痰、滋阴止咳，适合重症肺炎、重症哮喘、慢支急性发作、发热有痰的病人。

○ 罗汉果瘦肉汤

用料：大罗汉果 1~4 个，猪腿精肉 300 克，陈皮 5~10 克。

做法：陈皮浸透洗净，与罗汉果放入瓦煲。水开后下猪肉，烧开后改文火煲 2 小时，调味即可。

说明：罗汉果性凉，味甘，归肺、大肠经，具有清肺利咽、化痰止咳、润肠通便的功效，主治咳喘、咽痛、便秘等病症。罗汉果含有大量膳食纤维及糖苷，可降低血糖，是糖尿病病人食疗的理想食物。罗汉果甘甜、口味独特、营养价值高，还可用于烹调，清香可口，被誉为"神仙果"。

注意：挑选罗汉果以颜色黑褐、有光泽、摇时不响者为佳。

功效：此汤有解热消暑、止咳化痰的作用，适合重症哮喘、重症肺炎、发热有痰的病人。

○ 金银菜杏仁猪肺汤

用料：猪肺 1 个，猪肉 150 克，大白菜 500 克，白菜干 50~100 克，南北杏共 15 克，蜜枣 4 颗，陈皮 5 克。

做法：杏仁在温水中浸泡至少 1 天，去水。陈皮、白菜干洗净、浸软。猪肺切大块，可先在铁锅中无油爆过再洗净，沥除水分。猪肉、白菜干、蜜枣、南北杏、陈皮一起放入瓦煲，旺火烧开，下猪肺、大白菜，烧开后改文火煲 2 小时，调味即可。

说明：猪肺味甘、性平，入肺经，有止咳、补虚、补肺之功效。清洗猪肺时，可将连着猪肺的喉管套在水龙头，一边灌水一边轻拍猪肺，再倒去肺中污水，反复搓洗，割破肺膜，将内外洗净、切块，放入锅中爆过再煲。

功效：此汤有清肺止咳的功效，适合重症哮喘、慢支急性发作、呼吸衰竭、发热、痰液黏稠难咯的病人。

○ **清燥润肺老鸽汤**

用料：鸽子 2 只（约 500 克），沙参 20 克，玉竹 20 克，麦冬 15 克，姜片 5 克，盐适量。

做法：每只鸽子斩成四大块，余后洗去血水、沥干。鸽肉、沙参、玉竹、麦冬、姜片一起放进瓦煲，加盖，文火煲 1 小时至肉熟汤浓，调味即可。

说明：鸽子营养和药用价值较高，古人谓"一鸽胜九鸡"。鸽子肉、卵均可入药，肉性平、味咸，具有补肾、益气、养血、祛风、解毒等功效。沙参味甘、微苦，性微寒，归肺、胃经，具有养阴清肺、润肺化痰、益胃生津等功效。沙参有南北之分，南、北沙参均有养阴清肺、益胃生津的功效，可治疗肺热燥咳、津伤口渴，但南沙参养阴清肺、益胃生津之力不及北沙参，故燥咳无痰、阴虚劳嗽及胃阴伤甚者多用北沙参，而南沙参兼能化痰益气，适合久咳气虚或气阴两伤的病人。玉竹性味甘，微寒，归肺、胃经，具有养阴润燥、生津止渴等功效，适合肺胃阴伤、燥热咳嗽、内热消渴（糖尿病）病人，还有延缓衰老的作用。

功效：此汤有益气生津、滋阴清热、润肺养肺的功效，适合重症支原体肺炎、慢支急性发作等痰少质黏的病人。

○ 西洋菜猪胰腺汤

用料：西洋菜 500 克，猪胰腺 2 个，瘦肉 200 克，南北杏共 15 克。

做法：杏仁在温水中浸泡至少 1 天，去水。猪胰腺取白膜后烫一下，洗净。瓦煲烧开水，放入全部材料，烧开后改文火煲 2 小时，调味即可。

说明：西洋菜含有丰富的蛋白质、维生素 A、维生素 C 及少量维生素 D，以及大量的铁、钙等元素，味甘、微苦，性寒，入肺、膀胱经，具有清燥润肺、化痰止咳、利尿等功效。秋天常吃西洋菜，对呼吸系统有一定功效，还有活血通经的作用。猪胰腺在中药中被称为猪胰，味甘而平，归肺、脾、大肠经，具有止咳、止泻、通乳、润燥等功效，可用于治疗肺气不足的咳嗽，也可用于气喘、气短、止血，治疗脾虚出现的下痢（即大便不成形），还能调节糖尿病。

功效：此汤有补肺化痰、清火除烦的作用，适合慢支急性发作、重症肺炎、痰多、发热的病人。

○ 人参川贝瘦肉汤

用料：人参 10 克，川贝 30 克，桂圆肉 30 克，北沙参 30 克，瘦肉 100 克。

做法：将北沙参、川贝先煲 30 分钟，再加入瘦肉、桂圆肉，改文火煲 2

小时。

说明：川贝味苦、甘，性微寒，归肺、心经，有清热润肺、化痰止咳、散结消痈的作用，适用于肺热干咳少痰、阴虚劳嗽等症。

功效：此汤有益气补肺、滋阴化痰的作用，适合重症肺炎、肺结核、慢支急性发作等脱离呼吸机困难、身体虚弱、痰少难咯的病人。

○ **白果粥**

用料：白果 10 克，粳米 100 克。

做法：白果去壳、去衣、去芯，温水浸泡 8 小时，去水，与米一同放入瓦煲，加入适量清水，煮粥。使用呼吸机而不能进食的病人，可滤去粥渣，仅食用粥水。

说明：白果，味甘、苦涩，性平，入肺经，有敛肺气、定喘嗽、止带浊、缩小便的作用，可治疗哮喘、痰嗽、遗精、小便频繁等症。

注意：白果有毒，服用生白果 10 颗以上就有中毒的风险。

功效：此粥性味平和，适合重症哮喘、脱离呼吸机困难的病人。

○ **党参蛤蚧汤**

用料：蛤蚧一对，党参 30 克，瘦肉 250 克，大枣 20 克，生姜 3 片。

做法：将蛤蚧去头、足，留尾部，党参洗净，瘦肉切块，放入瓦煲，加入适量清水，大火煮开后，文火煲 2~3 小时，调味即可。

说明：蛤蚧味咸，性平，有小毒，入肺、肾经，有补肺肾、定喘嗽的功效，尤能补肾纳气，可治疗虚劳咳嗽、肾虚气喘、肺虚咳喘等症。蛤蚧有小毒，长期食用需注意。

功效：此汤有补益肺肾、定喘止咳的作用，适合重症哮喘缓解期、呼吸机脱机困难、咳嗽不止等身体虚弱、少气无力、无发热、无痰的病人。

胃肠道系统重症病人

○ 腐竹白果猪肚汤

用料：猪肚 1 个，瘦肉 150 克，腐竹 80 克，白果仁 10 克，生薏米、熟薏米各 30 克，马蹄 4 个。

做法：去除猪肚的脂肪，用盐、生粉揉捏、洗净。白果去芯，腐竹折断，马蹄切片。烧开水，下猪肚煲 1 小时，加入其他用料再煲 1 小时，调味即可。

说明：猪肚味甘，性微温，有补虚损、健脾胃的作用，可治疗虚劳羸弱、泄泻、下痢、消渴、小便频数、小儿疳积。挑选腐竹是关键。好的腐竹呈淡黄色，略有光泽，为枝条或片叶状，质脆易折，条状折断有空心，无霉斑、杂质、虫蛀。劣质腐竹颜色黄中有白、色泽光亮，或呈灰黄色、黄褐色，有霉味等。

功效：此汤有健脾开胃、利湿消肿的功效，适合胃肠营养不耐受、消化道出血可进食、手脚浮肿的病人。

○ 猴头菇瘦肉汤

用料：猴头菇 3 个，瘦肉 150 克，枸杞 20 克，红枣 5 颗，桂圆 10 颗。

做法：猴头菇洗净泡软、切块。瘦肉切片。桂圆去壳留肉。所有材料放入炖盅，隔水炖 3 小时。

说明：猴头菇又称猴头菌、猴头蘑、猴菇，味甘，性平，入脾、胃经，有利五脏、助消化的作用，主治消化不良、神经衰弱、身体虚弱。研究发现，其有增强免疫功能、抗肿瘤、抗溃疡的作用。

功效：此汤具有益气、健脾、和胃的作用，适合刚开始吃东西或输营养液不耐受、没有发热的病人。

○ 萝卜鸭肫汤

用料：萝卜 1000 克，新鲜鸭肫 4 个，腊鸭肫 2 个，排骨 300 克，陈皮 5 克。

做法：萝卜去皮、切厚角块。鲜鸭肫去黄衣、洗净。腊鸭肫用温水浸软，刀划几道深痕。所有食材下水烧开，最后放萝卜，烧开后改文火煲 3 小时，调味即可。

说明：萝卜味辛甘，性凉，有消食顺气、醒酒、化痰、治喘、解毒、散瘀、利尿、止渴和补虚等功效。

功效：此汤有开胃消食、清热解毒的作用，适合消化道出血后可以进食、肠内营养不耐受、药物中毒等有发热、大便不通或不想进食的病人。

○ 白菜干鸭肫煲瘦肉汤

用料：腊鸭肫 3~4 个，白菜干 250 克，蜜枣 2 颗，瘦肉 200 克。

做法：白菜干清水浸软洗净、切段。腊鸭肫泡软后切片。瘦肉切大块。所有食材放入瓦煲，大火烧开后以中小火煲 1 小时，调味即可。

说明：白菜干性味甘平，有润肺燥、清肺胃热的作用。腊鸭肫性平，味甘咸，有养胃生津、消食健脾的作用。瘦肉可滋阴、润燥生津。蜜枣除了使汤味鲜甜，还有生津润胃、调和的作用。

功效：此汤以滋阴润燥、止咳生津为主，适合长期使用肠内营养、高龄、乏力、大便不通的病人。

○ 五指毛桃猪横脷汤

用料：五指毛桃20克，猪横脷1条，太子参30克，茯苓30克，淮山
100克，薏米30克，瘦肉200克。

做法：所有食材焯水洗净，冷水下锅，加入适量的水，大火煮开，转小火
煲40分钟，调味即可。

说明：猪横脷指猪的脾脏，因为长在腹部，又似舌头状（广州人把"舌"
称为"脷"），故称为"猪横脷"。猪横脷，味甘，性平，无毒，
归脾、肺经，有健脾胃、助消化、养肺润燥、泽颜面色、去肝火等
功效，主治脾胃虚弱、消化不良、糖尿病等，常用来煲汤。五指毛
桃又叫五爪龙，味甘，性平，归脾、肺、肝经。

功效：此汤有健脾和胃、滋阴利湿等功效，适合热射病、肠内营养不耐受
等身体虚弱、低热、四肢浮肿的病人。

○ 党参田鸡汤

用料：田鸡500克，瘦肉150克，党参50克。

做法：田鸡劏好洗净。党参、瘦肉洗净。瓦煲烧开水，下入田鸡、瘦肉和
党参，大火烧开后，改中火煲约2小时，调味即可。

说明：田鸡含有丰富的优质蛋白和微量元素，营养价值较高，具有较好的
滋补效果，身体虚弱者适当吃一些，可以补虚和大补元气，有益机
体健康。

功效：此汤补气、益脾胃、利水消肿，老少咸宜，适合重大手术后可进食、呼吸机脱机困难等身体虚弱，但无发热的病人。

心脏疾病的病人

○ 红参附子汤

用料：红参 20~30 克，熟附子 15 克，瘦肉 200 克，生姜 3 片。

做法：全部材料放入瓦煲，烧开后转文火煲 3 小时，调味即可。

说明：红参以优质鲜人参为原料，两次蒸制加工而成。产自朝鲜半岛的红参称为高丽参。红参味甘，性温，归肺、脾、心经，有大补元气、补益脏气、生津止渴、安神益智的作用，可以治疗元气虚脱，单独煎汤服用，是补肺、脾、心的首选药。熟附子味辛、甘，性大热，有毒，归心、肾、脾经，有回阳救逆、补火助阳、散寒止痛的功效，可用于治疗亡阳虚脱、心阳不足、虚寒吐泻、脘腹冷痛、肾阳虚衰、阳痿宫冷、阴寒水肿、寒湿痹痛等症状。

功效：此汤有大补元气、温阳散寒的作用，适合急性心肌梗死、重症心衰、心源性休克、肾功能衰竭等四肢冰凉、伴或不伴有水肿的病人。此汤温阳之力强，青少年慎食。

○ 田七洋参煲鸡

用料：鸡肉 250 克，西洋参 20 克，田七 10 克。

做法：全部用料放入炖盅，加入适量开水，加盖，文火隔水炖 2~3 小时，调味即可。

说明：田七味甘、微苦，性温，归肝、胃经，有散瘀止血、消肿定痛的功效，主治咯血、便血、崩漏、外伤出血、胸腹刺痛、跌仆肿痛。西洋参是一种"清凉"参，味苦、微甘，性凉，入心、肺、肾经，具有滋阴补气、生津止渴、除烦躁、清虚火、扶正气、抗疲劳的功效。中医认为，鸡肉味甘，性微温，入肝、脾、胃经，能温中补脾、益气养血、补肾益精。公鸡性属阳，温补作用较强，适合阳虚气弱的病人食用；母鸡性属阴，滋补效果平和、缓慢，适合产妇、年老体弱者、久病体虚者食用。

功效：此汤具有补气养阴、化瘀止痛的功效，适合急性心肌梗死、冠心病心衰、心律失常等少气懒言、手脚不冷的病人。

○ 山楂决明荷叶煲瘦肉

用料：瘦肉 250 克，山楂 30 克，决明子 30 克，荷叶 30 克或鲜荷叶 1 张，红枣 5 颗。

做法：红枣去核。如果是鲜荷叶，可以切条。全部用料放入瓦煲，加入适量清水，大火煮开后，文火煲 1~2 小时，待山楂、决明子发软，调味即可。

说明：山楂味酸、甘，性微温，归脾、胃、肝经，具有消食积、化滞瘀的功效，主治饮食积滞、脘腹胀痛、泄泻痢疾、血瘀痛经、经闭、高脂血症。决明子味甘、苦、咸，性微寒，归肝、胆、肾、大肠经，具有清热明目、润肠通便的功效，有护肝、降血压、降血糖、降血脂、抗氧化、抗肿瘤等作用。

功效：此汤有清肝泄热、滋阴消滞的功效，适合重症高血压、高脂血症的病人，长期使用肠内营养剂、腹胀、有热的病人同样适合。

○ 银菊山楂汤

用料：菊花 20 克，金银花 15 克，桑叶 20 克，山楂片 30 克。

做法：所有食材放入瓦煲，加入适量清水，文火煎煮 30 分钟，去渣饮汤。

说明：金银花又称忍冬花、双花，性甘、寒，归肺、胃经，有清热解毒、消炎退肿的作用，主治外感风热或温病发热、中暑等。桑叶味甘、苦，性寒，归肺、肝经，主治疏散风热、清肺润燥、清肝明目，用于风热感冒、肺热燥咳、头晕头痛、目赤昏花。

功效：此汤有清热、养肝、明目等功效，适合重症高血压、重症肺炎等，以及发热、头痛、失眠的病人。

○ 桂圆猪心汤

用料：猪心 1 个（约 300 克），桂圆肉 15 克，党参 15 克，红枣 5 颗。

做法：猪心去除肥油，洗净。全部材料放入瓦煲，加入适量清水，大火煮开后，文火煲 2 小时，调味即可。

说明：桂圆肉，味甘，性温，归心、脾经，有补益心脾、养血安神的作用，用于治疗气血不足、心悸怔忡、健忘失眠、血虚萎黄。猪心有补虚、安神定惊、养心补血的功效，主治心虚失眠、惊悸、精神恍惚等症。

功效：此汤有补益气血、养心安神的作用，适合心律失常、ICU 综合征、少气懒言、虚弱的病人。

○ 土茯苓黄芪猪骨汤

用料：猪脊骨 500 克，土茯苓 50 克，黄芪 30 克。

做法：猪脊骨斩块、焯水。全部用料放入瓦煲，加入适量清水，大火煮开后，文火煲 1~2 小时，调味即可。

说明：土茯苓味甘，性平，具有利湿热、解毒、健脾胃的功效。

功效：此汤有健脾益气、利水消肿的功效，适合重症心衰、心律失常、少气懒言、手脚浮肿的病人。

○ 酸枣仁夏枯草瘦肉汤

用料：瘦肉 250 克，夏枯草 50 克，酸枣仁 30 克，红枣 5 颗。

做法：瘦肉切块。全部用料放入瓦煲，加入适量清水，武火煮沸后，文火煲 2~3 小时，调味即可。

说明：酸枣仁味酸、甘，性平，归心、脾、肝、胆经，有养肝止汗、宁心安神的功效，主治虚烦不眠、惊悸怔忡、烦渴、虚汗。夏枯草味辛、苦，性寒，归肝、胆经，有清肝泻火、明目、散结消肿的功效。

功效：此汤有清热除烦、养心安神的功效，适合急性心肌梗死、重症高血压等心烦意乱、失眠的病人。

肾及泌尿系统疾病的病人

○ 虫草汤

用料：冬虫夏草 3 根，瘦肉 50 克。

做法：全部材料洗净放入炖盅，加入适量清水，隔水炖 3 小时。

说明：冬虫夏草味甘，性平，归肺、肾经，有补肾益肺、止血化痰的作用，是平补肺肾之佳品。

功效：此汤有平补肺肾之功，适合急性肾衰竭、重症肺炎、重症哮喘缓解期、身体虚弱的病人。

○ **桂圆黑豆红枣汤**

用料：黑豆 50 克，桂圆肉 15 克，红枣 50 克。

做法：全部材料放入瓦煲中，文火煎制。待熬汤减少至 2/3，撇去浮渣即可。

说明：黑豆味甘涩，性平，入肝、肾经，具有滋阴补血、安神、明目、益肝等功效。中医认为，色黑者入肾，从外形看，黑豆似肾状，故对肾气不足、肾虚、头发早白者大有好处。桂圆与红枣具有调补脾胃的作用。

功效：此汤有补肾、补血、安神的作用，适合急性肾衰竭恢复期、尿源性脓毒症外科术后、少气懒言、失眠的病人。此汤小儿忌服。

○ **车前草猪小肚汤**

用料：车前草 30 克，猪小肚 200 克。

做法：猪小肚切块，与车前草一起放入瓦煲，加入适量清水，武火煮沸后，文火煲 2 小时，调味即可。

说明：车前草味甘，性寒，归肝、肾、膀胱经，有清热利尿、凉血解毒的功效，主治水肿尿少、热淋涩痛、暑湿泻痢、痈肿疮毒。

功效：此汤有滋阴补肾、活血化瘀的功效，适合尿源性脓毒症、有发热症状的病人。

○ **白玉小肚粟米汤**

用料：白茅根 50 克，玉米须 50 克，猪小肚 250 克，红枣 4 颗，瘦肉 100 克。

做法：猪小肚刮脂切开，用盐拌擦，洗净后焯水。所有材料放入瓦煲，大
　　　火煮开后，文火煲 2 小时，调味饮用。

说明：白茅根味甘，性寒，归肺、胃、小肠经，有凉血止血、清热利尿的
　　　功效，用于治疗血热尿血、鼻出血、肺热咳嗽、胃热呕吐等症。玉
　　　米须味甘、淡，性平，归膀胱、肝、胆经，有利尿消肿、清肝利胆
　　　的功效，可治疗水肿、小便淋沥、胆囊炎等。

功效：此汤有凉血止血、清热利湿的功效，适用尿源性脓毒症、消化道出
　　　血可进食等症状，亦适合发热、小便少、手脚浮肿的病人。

○ 杜仲猪尾汤

用料：猪尾（连骨）1 条，杜仲 30 克，怀牛膝 60 克，花生肉 50 克，蜜
　　　枣 5 个。

做法：取连尾骨的猪尾，割去肥肉，斩件。蜜枣去核洗净。所有材料与猪
　　　尾一起放入锅内，加入适量清水，武火煮沸后，文火煲 3 小时，调
　　　味即可。

说明：杜仲味甘、微辛，性温，入肝、肾经，有补肝肾、强筋骨、安胎的
　　　功效，主治腰脊酸疼、足膝痿弱、胎动不安、高血压等。

功效：此汤有补益肝肾、强壮筋骨的功效，适合骨折多发伤恢复期、身体
　　　虚弱的病人。

有肝脏疾病的病人

○ 冬瓜车前草汤

用料：冬瓜 500 克，车前草 50 克，菊花 30 克。

做法：冬瓜洗净，留皮和瓜仁，切厚块。全部用料放入瓦煲，加入适量清水，武火煮沸后，文火煲 30 分钟，调味即可。

说明：冬瓜仁味甘，性平，归肺、大肠经，具有润肺化痰、消痈排脓、利水等功效。冬瓜皮味甘，性凉，归脾、小肠经，有利尿消肿的作用，多用于治疗水肿胀满、小便不利、暑热口渴、小便短赤等症。菊花味苦、甘，性微，归肺、肝经，可散风清热、平肝明目、清热解毒。

功效：此汤具有清肝祛湿、利水止渴的功效，适合急性肝炎合并腹水、发热的病人。

○ 双花决明汤

用料：密蒙花 50 克，菊花 50 克，车前子（另布包）25 克，石决明 100 克，蜂蜜适量。

做法：全部材料放入瓦煲，加入适量清水，文火煲 1 小时，取汁冲蜂蜜，每日 3~4 次，每次 1 杯。

说明：密蒙花又名九里香，味甘，性微寒，归肝经，有清热泻火、养肝明目的功效，用于目赤肿痛、肝虚目暗、视物昏花等症。石决明，为鲍鱼（九孔鲍或盘大鲍）的壳，味咸，性平，入肝、肾经，有平肝潜阳、除热明目的功效，可治风阳上扰、头痛眩晕等。

功效：此汤具有清肝明目、疏散风热的功效，适合脓毒症合并肝损伤、肝脓肿等发热或伴有腹水的病人。

○ 灵芝瘦肉汤

用料：瘦肉 250 克，灵芝 20 克，红枣 5 颗。

做法：灵芝洗净、切碎。红枣去核。瘦肉切块。全部用料一起放入瓦煲，大火煮开后，文火煲 2 小时，调味即可。

说明：灵芝味甘，性平，归心、肺、肝、肾经，有补气安神、止咳平喘的功效，主治心神不宁、失眠健忘等。

功效：此汤有健脾养肝、补虚安神的功效，适合急性肝损伤或肝衰竭的恢复期、乏力失眠的病人。

○ 蒲公英茵陈红枣汤

用料：蒲公英 30 克，茵陈 30 克，红枣 5 颗。

做法：全部材料一起放入瓦煲，加水煎后去渣，可加蜂蜜。

说明：蒲公英味苦、甘，性寒，归肝、胃经，有清热解毒、消肿散结、利尿通淋的功效。茵陈味苦、辛，性微寒，归脾、胃、肝、胆经，有清利湿热、利胆退黄的功效，用于治疗黄疸尿少、湿温暑湿等。

功效：此汤具有清热解毒、利湿退黄的功效，适合急性肝炎、胆囊炎、肝脓肿等导致的黄疸、发热的病人。

○ 党参郁金瘦肉汤

用料：瘦肉 100 克，党参 20 克，郁金 30 克。

做法：瘦肉切块。党参、郁金加适量清水煎汁，去渣留汁。将瘦肉、党参放入汤汁，文火煮至肉烂，调味即可。

说明：郁金味辛、苦，性寒，归肝、心、肺经，有活血止痛、行气解郁、
清心凉血、利胆退黄的功效。

功效：此汤具有健脾、疏肝、利胆的功效，适合胸胁刺痛、胸痹心痛、急
性肝损伤的恢复期，无明显发热的病人。

○ 首乌炖水鱼

用料：水鱼（即甲鱼）500 克，制何首乌 30 克，生姜 3 片，红枣 5 颗。

做法：水鱼去除内脏，取肉切块，焯水。全部用料一起放入炖盅，加入适
量开水，加盖，文火隔水炖 2 小时，调味即可。

说明：何首乌味苦、甘、涩，性微温，归肝、肾经，有补益精血、解毒、
润肠通便的作用。煲汤选择制何首乌。水鱼味咸，性微寒，归肝、
肾经。水鱼浑身是宝，各个部位皆可入药，有滋阴潜阳、退热除
蒸、软坚散结的功效。

功效：此汤有养血补肝、软坚散结的功效，适合肝脓肿、急性肝损伤的恢
复期，无明显发热症状的病人。

适合脓毒症等其他重症病人

○ 公英双花汤

用料：蒲公英 30 克，鲜金银花 50 克，瘦肉 150 克，鲜白花蛇舌草 90 克。

做法：各用料洗净，放入瓦煲，加入适量清水，大火煮开后，文火煲 1 小时。

说明：白花蛇舌草，味苦、甘，性寒，归肺、胃、大肠、小肠经，有清热

解毒、消痈利湿的功效。

功效：此汤具有清热解毒、利尿消肿的作用，适合脓毒症并发 MODS，
伴有高热的病人。

○ 慈姑螺蛳汤

用料：慈姑 250 克，螺蛳（连壳）500 克，猪苓 50 克，茴香 10 克。

做法：先用清水静养螺蛳 1~2 天，换水、漂去污泥，斩去尾部。慈姑去
皮、洗净、拍碎，与其他材料一起放入瓦煲，加入适量清水，大火
煮开后，文火煲 2 小时，调味即可。

说明：慈姑又称茨菰，味甘，性微寒，具有凉血止血、止咳通淋、散结解
毒、和胃厚肠等功效。螺蛳味甘，性寒，有清热止渴、利尿通淋的
功能，与慈姑、猪苓相配，既可增强其利水通淋之力，又可令其利
水而不伤脾肾。茴香具有祛寒止痛、理气和胃的功效。

注意：慈姑易与山慈菇、荸荠（即马蹄）混淆，但三者功用不同，需要鉴
别。如果没有螺蛳，可用田螺代之。

功效：该汤有清热止渴、利水通淋的功效，适合脓毒症休克好转后，有发
热、手脚浮肿的病人。

○ 薏米丝瓜汤

用料：薏米 150 克，鲜白花蛇舌草 90 克，丝瓜 250 克，蜂蜜适量。

做法：丝瓜切块、留皮。薏米放入瓦煲内，加清水适量，大火煮开后，文
火煲 1 小时，放入白花蛇舌草、丝瓜，再煲半小时，去渣取汤冲少
许蜂蜜饮用。

说明：薏米又称薏苡仁、苡仁，味甘、淡，性凉，入脾、肺、肾经，具有

利水、健脾、清热排脓的功效。丝瓜味甘，性凉，归肺、肝、胃、大肠经，具有清热解毒、凉血通络的功效，主治热病、咳嗽痰喘、无名肿毒等。

功效：此方有清热解毒、祛湿排脓的功效，适合阑尾炎、腹膜炎、褥疮等导致的脓毒症，以及发热、手脚肿、大便不通的病人。

○ 海带绿豆汤

用料：海带 50 克，绿豆 50 克。

做法：海带洗净切段。绿豆洗净，加入瓦煲，煲至豆烂，可饮汤，也可食豆泥、海带。

说明：海带味咸，性寒，归肝、胃、肾经，有消痰、软坚散结、利水消肿的功效。绿豆味甘，性凉，有清热解毒、利水消暑的功效，可治疗暑热烦渴、水肿痛肿等症。

功效：此方具有清热解毒、软坚散结的功效，适合尿源性脓毒症、热射病等发热、手脚浮肿、大便不通的病人。

○ 海参羹

用料：海参 1 条，鸡蛋 1 颗。

做法：鸡蛋取蛋清，海参下锅，煮开，文火煲 10 分钟，放入蛋清，搅匀，调味出锅。出锅置凉后，放入破壁机打成稀糊状，也可从胃管打入。

说明：海参味甘咸，归心、肾经，有补肾填精、养血的功效，能温补益五脏之精血，而其中含有 50 多种对人体有益的营养成分，可以提高免疫力，改善胃肠道运动。

功效：此羹具有补五脏气血的作用，适合脓毒症等免疫力低下的病人。

○ 苦瓜排骨汤

用料：苦瓜 2 条，肉排骨 500 克，黄豆 50 克。

做法：苦瓜洗净去仁、切块状，肉排切块，一起煲汤，调味即可。

说明：苦瓜味苦，性寒，归心、脾、肺经，有清热祛暑、解毒明目的功效。黄豆味甘，性平，归脾、胃、大肠经，有行气健脾、利水消肿的功效。

功效：此方有清热消滞、利水解毒的作用，适合热射病、重症高血压、发热、大便不通的病人。

○ 西洋参冬瓜鸭子汤

用料：鸭子 500 克，西洋参 25 克，冬瓜（连皮）1000 克，石斛 30 克，眉豆 100 克，荷梗（鲜）100 克，红枣 5 颗。

做法：鸭子去内脏，洗净切块。全部用料一起放入瓦煲，加入适量清水，武火煮沸后，文火煲 2 小时，调味即可。

说明：眉豆味甘、性平，可补五脏，既健脾开胃，又清香可口。

功效：此汤具有清热解暑、益气生津的功效，适合严重热射病、少气懒言、身体虚弱的病人。

○ 鲜荷解暑清热汤

用料：鲜荷叶连梗 2 支，冬瓜（连皮）500 克，扁豆 30 克，赤小豆 30 克。

做法：鲜荷叶、冬瓜连皮洗净，切块。加扁豆、赤小豆，煲浓汤，可代茶饮。

说明：扁豆味甘、性平，入脾、胃经，有健脾和中、消暑化湿的功效，可治暑湿吐泻、脾虚呕逆等。赤小豆味甘、酸，性平，归心、小肠经，有利水消肿、解毒排脓的功效，用于水肿胀满、脚气浮肿、黄疸尿赤等。

功效：此汤有解暑清热、祛湿利尿、生津止渴的作用，适合热射病、尿源性脓毒症、发热、尿少、手脚浮肿的病人。

○ **冬瓜薏米瘦肉汤**

用料：瘦肉 250 克，冬瓜（连皮留瓜仁）1500 克，薏米 50 克，陈皮 5 克。

做法：冬瓜洗净、切块。瘦肉切块。全部用料放入瓦煲，武火煮沸后，文火煲 2 小时，调味即可。

说明：陈皮味苦、辛，性温，归肺、脾经，主治理气健脾、燥湿化痰，适合脘腹胀满、食少吐泻、咳嗽痰多的病人。

功效：此汤具有祛湿利水、醒脾化痰的作用，适合热射病、肺部感染、湿气较重、腹胀、手脚浮肿的病人。

参考文献

[1] 王海涛 . 实用 ICU 重症监测与治疗学 [M]. 长春：吉林科学技术出版社，2019:1-3.

[2] 邱海波 . 重症医学科建设管理规范 [M]. 南京：东南大学出版社，2011:1-3.

[3] Doi S, Nakanishi N, Kawahara Y, et al. Impact of oral care on thirst perception and dry mouth assessments in intensive care patients: an observational study[J]. Intensive Crit Care Nurs,2021,66:103073.

[4] Nilsen ML, Sereika SM, Hoffman LA, et al.Nurse and patient interaction behaviors' effects on nursing care quality for mechanically ventilated older adults in the ICU[J]. Res Gerontol Nurs. 2014,7(3):113-25.

[5] 赵红，张巧利，高丽娟，等 . 非语言交流模式在监护病房气管插管病人中的应用效果分析 [J]. 贵州医药 ,2021,45(11):1804-1805.

[6] 胡玉兰，古满平 . 护患沟通 APP 在有创通气病人中的应用 [J]. 重庆医科大学学报 ,2017,42(9):1214-1218.

[7] 冀慧娟，赵慧颖，安友仲 . 提倡在 ICU 实施以病人和家庭为中心的医疗服务 [J]. 中华危重病急救医学 ,2019,31(4):397-399.

[8] 刘美 .ICU 家属探视模式的研究进展 [J]. 农垦医学 ,2022,44(6):529-530.

[9] 李道创，林玉霞，林琴，等 . 基于 Logit 阶层回归分析下的 ICU 综合征发生原因多维度分析 [J]. 广西医科大学学报 ,2020,37(2):95-102.

[10] 李春梅 .ICU 病人发生 ICU 综合征的危险因素及护理预防对策分析 [J]. 中

国社区医师 ,2023,39(25):143-145.

[11] 张立文 , 颜冉冉 , 孙田 , 等 .ICU 后综合征易患因素与护理干预的研究进展 [J]. 护理实践与研究 ,2021,18(18):2732-2735.

[12] ICU 后综合征病人症状特征的潜在类别分析 [J]. 中华护理杂志 ,2021,56(10):1445-1452.

[13] 罗金萍 , 聂学芳 , 杨东霞 .ICU 手术病人认知闭合需要与 ICU 综合征的关系 [J]. 国际护理学杂志 ,2022,41(12):2138-2142.

[14] 杨毅 , 康焰 . ICU 速查手册 [M]. 上海：上海科学技术出版社，2020:514-516.

[15] 翟翔 , 张金玲 . 经皮扩张气管切开术 [M]. 天津：天津科学技术出版社 ,2010.

[16] 吴钟琪 . 医学临床"三基"训练技能图解（医师分册 全新彩版）[M]. 长沙：湖南科学技术出版社，2018:646-648.

[17] Bellani G, Laffey JG, Pham T,et al. Epidemiology,patterns of care, and mortality for patients with acute respiratory distress syndrome in intensive care units in 50 countries[J]. JAMA,2016,315(8):788-800.

[18] Iuliano AD, Roguski KM, Chang HH, et al. Estimates of global seasonal influenza-associated respiratory mortality: a modelling study[J]. Lancet,2018,391(10127):1285-1300.

[19] 屈媛媛 , 曹淼 , 王静 , 等 . 1990—2019 年中国哮喘患病、疾病负担趋势及其危险因素研究 [J]. 中国全科医学 ,2024,27(13):1594-1600.

[20] 上海市医学会呼吸病学专科分会 . 名医"肺腑之言"谈呼吸病 [M]. 上海：上海科学技术出版社，2018:135-137.

[21] 郑心 . 中西医结合呼吸病诊治学 [M]. 济南：山东科学技术出版社，2016:78-79.

[22] 林嫣钏 , 韩云 . 刘伟胜教授运用中医治未病理念指导哮喘预防的经验 [J]. 中医药导报 ,2011,17(6):5-7.

[23] 黎琪 , 杨柔 , 沈晓妍 , 等 . 重症监护病房病人多重耐药菌感染危险因素的 Meta 分析 [J]. 医药导报 ,2024,43(10):1562-1571.

[24] 邓铁涛 . 名师与高徒 第 2 届著名中医药学家学术传承高层论坛选粹 [M].
北京：中国中医药出版社，2007:354−357.

[25] 刘芳，陈华文，路光明 . 临床呼吸病学 [M]. 武汉：湖北科学技术出版社，
2016:37−39.

[26] 徐树楠 . 胸痛 [M]. 石家庄：河北科学技术出版社，2004:1−9.

[27] 王彬尧，申振铨，李修阳，等 . 心脏病治疗学 [M]. 北京：中国医药科技出
版社，2019:389−391.

[28] 张雷，郭文颖，张昊 . 血管疾病一读就懂 [M]. 上海：上海科学技术出版
社，2023:16−28.

[29] 曹聪颖，冯洁，彭妍，等 . 体检人群心律失常现状及其影响因素调查 [J].
华南预防医学 ,2023,49(04): 436−439.

[30] 中国心血管健康与疾病报告编写组 . 中国心血管健康与疾病报告 2021 概
要 [J]. 中国循环杂志 ,2022,37(6):553−478.

[31] 余小萍，方祝元 . 中医内科学（第三版）[M]. 上海：上海科学技术出版
社，2018:120−124.

[32] 徐予，朱中玉，刘煜昊 . 实用心力衰竭学 [M]. 郑州：河南科学技术出版
社，2016:238−244.

[33] 包英玉，冯媛媛，丁倩，等 . 不同质子泵抑制剂预防应激性溃疡的效果及
药物经济学比较 [J]. 临床合理用药 , 2024,17 (28):94−96.

[34] 杜晓健，田琰，王立荣，等 . 消化系统疾病临床诊断与治疗 [M]. 昆明：
云南科技出版社，2020:1−12.

[35] Meddings L, Myers RP, Hubbard J, et al. A population based study of
pyogenic liver abscesses in the United States: incidence, mortality, and
temporal trends[J]. Am J Gastroenterol,2010,105(1):117−124.

[36] 赵华，张彬，汤伟，等 . 细菌性肝脓肿病人伴或不伴糖尿病的临床特征 [J].
热带医学杂志 ,2023,23(11):1541−1545.

[37] Banks PA, Bollen TL, Dervenis C, et al. Classification of acute pancreatitis −
2012: revision of the Atlanta classification and definitions by international

consensus. Gut, 2013, 62(1): 102−111.

[38] 刘清泉. 中医急危重症讲稿 [M]. 北京：中国中医药出版社，2017:66−67.

[39] Kron IL, Harman PK, Nolan SP, et al. The measurement of intraabdominal pressure as a criterion for abdominal re−exploration[J]. Ann Surg,1984, 199(1): 28−30.

[40] 江荣林，吕宾. 危重症急性胃肠损伤学 [M]. 杭州：浙江大学出版社，2017:221−226.

[41] 姚源璋，王晓光. 肾脏病诊治 [M]. 上海：上海科技出版社，2006:284−301.

[42] 董义军，周姝，谭州科. 多器官功能障碍合并急性肾损伤预后的影响因素及预测模型构建 [J]. 中国老年学杂志，2024,44(05):1072−1075.

[43] 朱熠冰，席修明. ICU 内急性肾损伤流行病学现况 [J]. 中国急救医学，2018,38(2):111−113.

[44] 邵琦，尹磊，高亮. 运动性横纹肌溶解症致急性肾损伤的预测指标 [J]. 中国临床研究,2024.48(1):7−10.

[45] 徐旦铃. 运动诱发横纹肌溶解症的特征研究 [D]. 武汉：长江大学,2023.

[46] 江文. 神经重症管理工作手册 [M]. 西安：陕西科学技术出版社,2019:1−2.

[47] 刘晓英. 癫痫发作与非癫痫性发作的鉴别诊断研究进展 [J]. 中国现代神经疾病杂志,2023,23(2):100−103.

[48] 李绍平，潘剑. 急诊与创伤外科学 [M]. 兰州：甘肃科学技术出版社，2017:118−122.

[49] Rudd KE, Johnson SC, Agesa KM, et al. Global, regional, and national sepsis incidence and mortality, 1990−2017: analysis for the Global Burden of Disease Study[J]. Lancet,2020;395(10219):200−211.

[50] 高瑞，秦祺舒，曹丽萍，等. 关于脓毒症认识的历史回顾 [J]. 中国急救医学,2024,44（8）:598−702.

[51] 闫浩杰，邵钧捷，周晶晶，等. 多器官功能障碍综合征：心脏与外周器官的交互作用及其调控机制 [J]. 中华老年多器官疾病杂志，2024,23(06):

472-476.

[52] 曹霞，严米娅 . 病理生理学 [M]. 武汉：华中科技大学出版社，2020:109-115.

[53] 黎家灿 . 中国恙螨 恙虫病媒介和病原体研究 [M]. 广州：广东科技出版社，1997:36-37.

[54] Leyk D, Hoitz J, Becker C, et al. Health Risks and Interventions in Exertional Heat Stress[J]. Dtsch Arztebl Int, 2019, 116(31-32): 537-544.

[55] 彭南海，黄迎春 . 肠外与肠内营养护理学 [M]. 南京：东南大学出版社，2016:163-165.

[56] 黎介寿 . 临床肠外及肠内营养支持 [M]. 北京：人民军医出版社，1993:1-12.

[57] 何志谦 . 疾病营养学 [M]. 北京：人民卫生出版社，2009:47-53.

[58] 邵小平，杨丽娟，叶向红，等 . 实用急危重症护理技术规范（第 2 版）[M]. 上海：上海科学技术出版社，2020: 548-552.

[59] 李超，范辉，王晓峰，等 . 沈氏养心通络汤治疗冠心病术后再狭窄的临床疗效观察 [J]. 新疆中医药 , 2020,38 (6):1-3.

术语表

◎ **生命体征**

能观测到的维持人体生存的基本指标，主要包括体温、脉搏、呼吸和血压等。

◎ **慢性病**

病理变化缓慢或不能在短时期内治好的病症，如高血压、糖尿病、慢性阻塞性肺病、心脏病等。

◎ **中心静脉**

上、下腔静脉进入胸腔的部分。

◎ 血流感染

指细菌、病毒或其他微生物进入血液循环系统并繁殖，导致全身性感染。

◎ 慢性阻塞性肺病

简称慢阻肺，慢性支气管炎或肺气肿发展到一定的阶段，以气管内的气流阻塞为特征的常见慢性疾病。

◎ 新生儿

指出生后 28 天内的婴儿。

◎ 院内感染

又称医院获得性感染，指病人或医务人员在医院环境内发生的感染，包括在住院期间发生的感染和在医院内获得、出院后发生的感染。

◎ 医院等级划分标准

医院经过评审，确定为三级；每级再划分为甲、乙、丙三等，其中以三级甲等为最高。

◎ 有创操作

指在临床诊疗活动过程中进行的各种具有创伤性、危险性，可能产生不良后果的检查及诊断、治疗性操作，主要指一般性的穿刺技术、难度较大的介入、内窥镜技术等。

◎ **粒细胞**

细胞质中有特殊颗粒的白细胞，主要功能是杀死或灭活病原微生物。

◎ **气流组织**

指对气流流向和均匀性按一定要求进行组织。

◎ **脓毒性脑病**

脓毒症导致的全身炎症引起的急性脑功能障碍。病人没有中枢神经系统的感染，具体机制不详。

◎ **肝性脑病**

指严重的急性或慢性肝病引起中枢神经系统功能紊乱，临床表现有意识障碍、行为失常和昏迷等。肝性脑病严重时造成意识丧失的状态称为肝昏迷。

◎ **代谢性脑病**

由于体内代谢紊乱导致的中枢神经系统功能障碍，如高血糖、低血钾、高血钠等。

◎ **交叉感染**

医疗单位内病人之间发生的相互感染。

◎ **认知功能**

人脑获取、加工、储存和运用信息的能力，包括注意、记忆、思维、语言和解决问题等方面。

◎ **压疮**

又称褥疮，是一种局限于体位表面的皮肤和／或组织损伤，由于人体局部皮肤或组织长期受压，引起血液循环障碍，造成皮肤或深层组织损伤、溃疡甚至坏死。

◎ **声门**

喉腔中的一个结构，两侧声带之间的裂隙；是空气进出肺部时的通道，也是发音的重要组成部分。

◎ **心肺复苏**

针对各种原因导致的呼吸心跳骤停，进行胸外心脏按压和口对口人工呼吸，或者简易呼吸器辅助呼吸等抢救措施。

◎ **发绀**

血液中还原血红蛋白增多，导致皮肤和黏膜呈现青紫色的现象。一般见于缺氧。

◎ **肝硬化**

是肝病发展到一定阶段而形成的弥漫性肝损害。因为肝细胞不断坏死修复、变得纤维化等，导致肝脏硬度增加。

◎ **非甾体抗炎药**

化学结构与肾上腺皮质激素相似的解热镇痛类消炎药。常见的此类药物有阿司匹林、布洛芬、吲哚美辛、对乙酰氨基酚等。

◎ **人工肝**

通常指替代肝脏工作的各类血液净化装置，可清除有害物质，补充有益物质，纠正代谢紊乱。

◎ **胃潴留**

也称胃排空延迟，指胃内容物积贮而未及时排空至肠道。

◎ **脑疝**

颅内压增高导致部分脑组织因颅内压力差而造成移位，当移位超过一定的解剖界限时则称为脑疝。这是神经系统疾病最严重的症状之一，如不及时发现或救治，可直接危及生命。

◎ **细菌移位**

肠道内的细菌通过肠壁进入其他组织或器官，可能引发感染。

◎ **碳水化合物**

由碳、氢、氧三种元素组成的一类化合物，是人体维持生命活动所需能量的主要来源；主要指糖。

◎ **腹腔脏器**

主要包括胃、肝脏、胆囊、脾、胰腺、小肠、大肠、肾脏、输尿管等器官。